FRANZISKA VON AU ist Journalistin und Autorin. Nach ihrer Ausbildung an der Deutschen Journalistenschule in München arbeitete sie als Redakteurin, Kolumnistin und Textchefin für verschiedene Tageszeitungen und Frauenmagazine. Ihre Themenschwerpunkte sind u. a. Gesundheit und Ernährung sowie alte Brauchtümer und überliefertes Wissen. Zu ihren erfolgreichen (Ernährungs-)Ratgebern gehört z. B. *Die Hausapotheke*. Von Au lebt bei Monchique an der Algarve in Portugal.

FRANZISKA VON AU

# Rote Bete

Die heilsamen Kräfte
der Wunderknolle

WILHELM HEYNE VERLAG
MÜNCHEN

Rezepte: Medienservice Pro Genuss

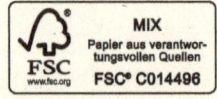

Verlagsgruppe Random House FSC® N001967

5. Auflage
Originalausgabe 01/2014

© 2014 by Wilhelm Heyne Verlag, München,
in der Verlagsgruppe Random House GmbH,
Neumarkter Straße 28, 81673 München
Umschlaggestaltung: Nele Schütz Design, München
Satz: Buch-Werkstatt GmbH, Bad Aibling
Druck und Bindung: GGP Media GmbH, Pößneck
Printed in Germany
ISBN: 978-3-453-60297-7

www.heyne.de

# Inhalt

# Vorwort

In meiner Kindheit waren die »roten Rüben«, die unsere bayerische Großmutter mindestens einmal in der Woche auf den Tisch brachte, schon nach dem ersten »Genuss« auf der Hitliste ungeliebter Speisen ganz oben gelandet. Nicht nur, weil sie als besonders gesund galten – das hatten sie mit dem ebenfalls nicht gerade beliebten, angeblich so feinen Rahmspinat gemein. Sondern weil sie uns Kindern einfach nicht schmeckten. Es gab sie nämlich nur in einer einzigen Variante: als leicht säuerlicher Salat, in der Konsistenz eher labbrig und schlaff. Ganz und gar nicht das, was der kindliche Gaumen sich wünschte. Eigentlich schade, denn im Grunde sind Rote Beten ein eher süßes Rübengemüse, aus dem sich die leckersten Gerichte zaubern lassen. Kein Arme-Leute-Gericht mehr wie in alten Zeiten, als man die Redensart kannte: »Man mag die Rübe schneiden, wie man will, Talerstücke gibt sie nicht.« Will heißen: Wer Rüben essen muss, kann kein reicher Mann sein. Denn die Rübe gedeiht auch auf ungünstigen Böden, sie stellt keine besonderen Ansprüche. Wobei so manches Armenessen heute als Gourmetspeise wiederentdeckt wird – dazu gehören auch die Roten Beten.

## Rote-Bete als Star in Küche und Literatur

Nie hätte ich gedacht, dass sich das ungeliebte Gemüse aus meiner Kindheit in unseren Zeiten zu solch einem kulinarischen Höhenflug emporschwingt. Von den »Trüffeln des Nordens« ist da in manchem Bericht die Rede, von einer echten Delikatesse, die nicht nur in der Regionalküche, sondern auch in der Nouvelle Cuisine wahre Triumphe feiert. Sogar literarisch werden Rote Beten zum Star. Etwa beim amerikanischen Autor Tom Robbins, der seinen Roman *Pan Aroma: Jitterbug Perfume* mit den Worten beginnt: »Die Rote-Bete ist das intensivste aller Gemüse …« Und er leitet seine furiose Erzählung von der Jagd nach einem göttlichen Parfümfläschchen mit einem Sprichwort aus der Ukraine ein: »Eine Geschichte, die mit einer Roten Bete anfängt, endet mit dem Teufel.«

Robbins ist nicht der Einzige, der Rote Beten zum Star macht. Die erfolgreiche Comic-Serie *Chew – Bulle mit Biss!* von John Layman und Rob Guillory erzählt vom Spezialermittler Tony Chu, der eine besondere Begabung hat: Beißt er in ein Lebensmittel, erfährt er alles über dessen Inhaltsstoffe, über seine Herkunft und Verarbeitung – ja sogar, wer es in Händen hatte (das ist natürlich in den Storys stets ein Bösewicht). Um beim Essen nicht völlig verrückt zu werden, sucht Chu nach einer dauerhaften Ernährung, bei der alles neutral bleibt und er nichts Besonderes empfindet. Nur mit dieser »Neutralisierung« kann Chu echte Verbrechen aufklären. Das Einzige, was ihm zum Essen bleibt, sind – Rote Beten. Und so ermittelt Tony Chu in mittlerweile acht Bänden (in Deutschland sind bisher sechs erschienen), löst je-

den Fall mit Bravour, stets griffbereit sein rotes Rübengemüse …

## Die Geschichte der Roten Bete

Rote Beten sind ein wirklich »altes« Gemüse. Das sieht
man auch daran, wie unterschiedlich allein im deutschen
Sprachraum ihre Bezeichnungen sind: In Deutschland
kennt man die Rote-Bete, Biete, Beete oder Rübe, man-
cherorts auch die Rotmöhre, Salatbete, -rübe oder -run-
kel; in der Schweiz nennt man sie Rande, in Österreich
und manchen Regionen Bayerns heißen sie Rahner oder
Rauna, Rana, Rahne oder Ranne, Rohne oder Rone und
Randig. Das Wort »Beete« übrigens – Sie ahnen es vielleicht – kommt nicht von Beet oder gar Bett, es hat natürlich auch nichts mit frommen Gebeten zu tun, sondern
leitet sich vom lateinischen Namen *beta* für Rübe ab.

Die Ursprungspflanze stammt aus den Küstengebieten
am östlichen Mittelmeer und wohl auch, nachdem man
Rote-Bete selbst in Asien kennt, aus den Steppen- und
Wüstengebieten Zentral- und Nordasiens. Schon etwa
1000 vor unserer Zeitrechnung kultivierte man Rote-Bete auf Sizilien. Die ursprüngliche Geschichte der Wunderknolle beginnt schon viel früher: In einer jungstein-
zeitlichen Küstensiedlung in Nordholland fand man eine
Urform der *Beta vulgaris cruenta rubra* – so der vollstän-
dige botanische Name der Roten Bete. Allerdings verzehrte man damals, noch etwa ein Jahrtausend vor der
Antike, wohl weniger die Wurzel als vielmehr das Blattgrün. Das tut man heute in Griechenland ganz traditionell übrigens noch immer: *Chorta* nennt sich dieses bei
Touristen kaum bekannte »Spezialgericht«, bei dem je

nach Jahreszeit und Region neben Löwenzahn, Portulak und Wurzelwerk auch dem Blattspinat ähnliche Pflanzen zubereitet werden: genau das Blattgrün der Roten Beten also, das zusammen mit der gekochten Knolle und mit *skordalia*, einer leckeren und sehr typischen Knoblauch-Weißbrot-Paste, gegessen wird. Selbst in unserer modernen deutschen Küche verschmäht man die Blätter Roter Beten nicht mehr, sondern richtet sie als Salat an oder serviert sie als sautiertes Gemüse zu Fleisch und Fisch.

Zu uns nach Mitteleuropa kam das Gemüse mit den Römern, das zeigten archäologische Ausgrabungen in römischen Kastellen. Aber selbst damals galt noch: Von der »Rübe« aß man das Blattwerk, nicht die Wurzel. Erst ab etwa dem 13. Jahrhundert entwickelte sich nach und nach ein dicker unterirdischer Knollen, bis dahin kannte man lediglich eine lange, harte und dünne Wurzel, die nicht wirklich verzehrbar war. 200 Jahre später finden sich die Beschreibungen unterschiedlicher Rübenformen, und ab dem 16. Jahrhundert endlich wurde die Rote-Bete in ganz Europa kultiviert – als Speisepflanze, deren Knolle man verzehrte. Die heutigen, modernen Sorten entstanden erst sogar im 19. und 20. Jahrhundert. Mit der Zeit sind Rote Beten ein typisches Wintergemüse geworden. Auch weil man sie in der kalten Jahreszeit gut und günstig einlagern konnte – wichtig für die weniger Begüterten, die sich keine frischen Lebensmittel leisten konnten. Heute kann man Rote-Bete das ganze Jahr hindurch frisch bekommen, denn sie werden mittlerweile in allen Ländern mit gemäßigtem Klima angebaut.

Anfangs waren die Wurzelknollen in Farbe und Form viel abwechslungsreicher: Es gab kugelige und zylinderförmige Rote Beten, lang gestreckte oder plattrunde. Die einheitliche tiefe Rotfärbung war ebenfalls eine Besonderheit: Weiße, gelbe, hellrote und sogar nicht ganz durchgefärbte Rüben, die aufgeschnitten ein Ringmuster zeigen, waren an der Tagesordnung. Heute werden diese alten Sorten wieder gezüchtet.

## Eine Wunderrübe?

Ägypter und Griechen schrieben der Pflanze, die eine Verwandte von Mangold und Spinat, Zucker- und Runkelrübe ist, heilende Wirkung zu. Die Überlieferung berichtet sogar, dass man dem griechisch-römischen Gott Apollon bei bestimmten Festen Rote-Bete auf silbernem Geschirr darreichte. Damals allerdings wohl eher in ihrer Urform als Meeresstrandrübe oder Seemangold, also nicht als die rote Knolle, wie wir sie heute kennen. Als *Apollon Epikurios* war der schöne Olympier neben vielem anderen auch für die Heilkunst zuständig, und die Griechen der Antike ahnten wohl und glaubten fest daran, was sich heute wissenschaftlich bestätigen lässt: nämlich dass dieses Gemüse ein wahrer Jungbrunnen ist.

Rote Beten gelten nämlich auch heute als wahre Wundermittel. Es gibt ein altes deutsches Sprichwort: »Durch Rote Rüben werden die Schwachen stark und die Schüchternen mutig«. Kein Wunder, dass Paracelsus sie 1540 bei Blutkrankheiten verordnete und deutsche Ärzte sie Anfang des 20. Jahrhunderts bei »Schwächezuständen« verschrieben. Wir wissen es heute noch besser, denn die Forschung hat es nachgewiesen: Die

Inhaltsstoffe der Roten Bete machen nicht nur fit und sorgen für unser Wohlbefinden. Sie sind auch maßgeblich daran beteiligt, unseren Organismus zu entgiften, das Immunsystem zu stärken, den Blutdruck zu senken und damit sogar dem Risiko eines Schlaganfalls vorzubeugen. Sie helfen bei Appetitlosigkeit und Leberbeschwerden, lindern Arteriosklerose und Gallenleiden, erhöhen die Sauerstoffzufuhr in den Körperzellen und werden sogar erfolgreich bei der sanften Krebstherapie eingesetzt.

## Vom ungeliebten Gemüse zum Kulinaro-Hit

Früher kannte man »nur« die eingangs erwähnten sauer eingelegten Rote-Bete-Scheiben als Salat und ein paar wenige regionale Gerichte: etwa Labskaus und natürlich den roten Heringssalat, der zu manch einer Silvesterfeier einfach dazugehört. Heute findet man eine ganze Reihe höchst leckerer Speisen, die sich aus der Roten Rübe zubereiten lassen. Eben nicht nur die riffelig geschnittenen Scheiben in Essig eingelegt, die wir als Kinder kannten und oft verabscheuten und die uns deshalb oft noch im Erwachsenenalter den Genuss der Roten Bete verleiden. Im zweiten Teil dieses Buches finden Sie, liebe Leser, daher hundert Rezepte, die es Ihnen leicht machen werden, Rote-Bete nicht nur mit völlig anderen Augen zu sehen, sondern ganz neue Gaumengenüsse kennenzulernen. Dazu wünsche ich Ihnen guten Appetit!

Franziska von Au
Monchique/Portugal
im September 2013

# Teil 1: Warenkunde Rote-Bete

Im ersten Teil finden Sie alles Wissenswerte um die »Wunderrübe«: von Anbau, Ernte und Lagerung sowie über die Inhaltsstoffe und deren Wirkung auf Wohlbefinden und Gesundheit.

# Kapitel 1: Anbau, Ernte und Lagerung

Rote Beten sind aus einer gemeinsamen Urform von Mangold, Runkelrüben und Zuckerrüben entstanden: dem roten See-Mangold. Noch heute sind sie deshalb, so unwahrscheinlich das auf den ersten Blick aussehen mag, eng verwandt mit dem Mangold, wie wir ihn heute kennen und (wieder) mögen. Mangold war, wie so manch andere Gemüsesorte, in Vergessenheit geraten: Noch bis ins 17. Jahrhundert galt er jedoch als beliebtestes Gemüse in Deutschland, dann kam der Siegeszug des Spinats, der von den Arabern über Spanien zu uns gelangte und seit etwa 700 Jahren in Europa angebaut wird.

Mangold, Spinat und eben auch die Rote-Bete gehören – wie auch die Zucker- und die Futterrübe – zur Familie der Gänsefußgewächse (botanisch: *Chenopodiaceae*). Diese wiederum ist eine Unterfamilie der Fuchsschwanzgewächse (botanisch: *Amaranthaceae*).

## Die »Beta-Gruppe«

Die Pflanzengattung in der Botanik, aus der die Rote-Bete stammt, nennt sich »Beta-Gruppe« – von *Beta vulgaris*, dem botanischen Namen für »Gemeine Rübe«.

Die einzelnen Sorten der Beta-Gruppe – Mangold, Spinat, Zuckerrübe und Rote-Bete – sind in vielen Jahrhunderten durch Züchtungen zu dem Gemüse geworden, das wir heute kennen:

- Bei Mangold und Spinat stand der kräftige Blattwuchs im Fokus der Zucht,
- bei den Rüben dagegen die Ausbildung eines kräftigen Wurzelkörpers.

Die Form der roten Knolle hat sich seit Beginn der Züchtung kaum verändert: Meist ist die Rote-Bete fast kugelrund und zeigt am unteren Ende eine kleine Spitze. Im Handel findet man sie in Größen von etwa zehn Zentimeter Durchmesser, sie wiegen dann bis zu 500 Gramm. Die Schale zeigt sich schwarzgrau, das Fleisch der Knolle ist dunkelrot, sehr saftig und aromatisch. Die Farbe der Roten Bete hängt übrigens vom Anteil des Inhaltsstoffes Betanin ab: Je mehr Betanin die Sorte enthält, desto intensiver und dunkler ist das Rot des Fruchtfleischs. Beten mit gelbem Fruchtfleisch enthalten Betaxanthin, ebenfalls ein Pflanzenfarbstoff aus der Gruppe der Betalaine.

Die heute allgemein bekannte Sorte mit der gleichmäßig tiefrot gefärbten Knolle ist noch recht jung: Sie stammt aus Züchtungen der vergangenen 200 Jahre. Im Supermarkt kaum zu finden, jedoch im Angebot manch eines Delikatessgeschäfts oder beim Bauern direkt sind etliche andere Knollen zu finden: Rote Beten in Birnenform, leicht platt gedrückt und weniger »kugelig« oder sogar zylinderförmig und länglich, und damit im Aussehen eher einer dicken Möhre gleichend. Wobei sie mit Karotten ganz und gar nichts zu tun haben, selbst wenn

Mohrrüben in Süddeutschland und Österreich »gelbe Rüben« genannt werden. Botanisch sind Karotten etwas ganz anderes: nämlich aus der Familie der Doldenblütler (botanisch: *Apiaceae*) stammend.

---

**Ein paar Zahlen ...**

- Im EU-Sortenkatalog finden sich unter den mehr als 10000 gelisteten Gemüsearten gut 150 Sorten von Roter Bete (Quelle: Datenbank der Europäischen Kommission, Gesundheit und Verbraucher).
- Im Jahr 2012 gab es in Deutschland mehr als 1600 landwirtschaftliche Betriebe, die auf gut 1400 Hektar Rote Bete produzierten (Quelle: Statistisches Bundesamt, Wiesbaden, Gemüseanbau in Deutschland).

---

## Welche Sorten gibt es?

Es widerspricht ein bisschen dem eigentlichen Namen »Rote Bete«, aber es gibt tatsächlich Sorten mit gelblichem und orangefarbenem oder fast weißem, ja sogar mit rosarotem, »geringeltem« oder gestreiftem Fruchtfleisch. Diese Gelben oder Weißen Beten sind sehr alte Sorten, sie unterscheiden sich im Geschmack kaum von ihrer roten Verwandten, sind vielleicht etwas süßlicher. Sie enthalten meist weniger Nitrate als die Roten Beten. Die Farbe der Gelben Bete ist jedoch ähnlich intensiv, und wer sie in der Gemüseabteilung oder auf einem Bauernladen sieht, sollte zugreifen: Zaubert sie doch an dunklen Wintertagen ein wenig Sonne auf den Teller ...

In Großmutters Gemüsegarten standen ganz sicher neben den tiefroten auch nicht ganz durchgefärbte Formen der Roten Bete. Sie sind in Italien und auch der südlichen Schweiz immer noch sehr verbreitet, bei uns heute eher seltener zu bekommen – außer man hat einen gut sortierten italienischen Feinkostladen oder einen Bio-Bauern in der Nähe. Man kann sie gut selbst im Garten anbauen. Da gibt es beispielsweise die Sorte *Tondo di Chioggia*, die sich durch eine besondere Süße auszeichnet und etwas milder im Geschmack ist. Beim Aufschneiden der Rübe zeigen sich rote und weiße Ringe – ein besonderer Augenschmaus. Wegen dieser Optik nimmt man die *Tondo di Chioggia* oft für Rohkostsalate her, obwohl man sie natürlich auch gekocht und in allen anderen Zubereitungsarten genießen kann, die im Rezeptteil aufgeführt werden.

Rote-Bete-Sorten im üblichen Angebot zum Beispiel sind:

- **Die Ägyptische Plattrunde:** eine sehr alte Sorte mit viel Geschmack. Sie ist in vielen Hobbygärten zu finden und kann schon früh im Jahr geerntet werden. Ihre plattrunde Form ist »typisch Rote Bete«, das Fruchtfleisch zeigt sich dunkelrot – die Blätter haben rote Adern (die beim Zubereiten auch ausbluten können).
- **Die Albina Vereduna:** eine sehr traditionelle und sehr ertragreiche Rote Bete aus Norddeutschland. Im Geschmack ist die Albina eher süßlich. Sie ist nicht sehr saftig und hat weißes Fruchtfleisch: optimal, wenn man einen Heringssalat ohne die typische Rotfärbung zubereiten möchte.
- **Die Baby Beets:** eine besonders kleine Rübe, deren

Knollen nur einen Durchmesser von drei bis fünf Zentimetern haben. Baby Beets nimmt man vor allem zum Einlegen in Essig, man kann sie aber auch sehr gut als Rohkost und als Food-Dekoration einsetzen. Die Rübchen sind sehr zart und fein-süß im Geschmack.

- **Die Bernstein:** eine runde, dunkelrote Sorte aus Österreich, die sehr aromatisch schmeckt und sich lange lagern lässt.
- **Die Bietola da Orto Paonazza d'Egitto:** eine Sorte mit relativ kleinen, flachen Knollen. Man kann sie schon früh aussäen und erntet bereits im Sommer dunkelrote, fleischige Rüben.
- **Die Burpee's Golden:** eine echte »Gelbe Bete«. Sie stammt aus Großbritannien und ist außen orange und innen gelb. Der Geschmack: süß und aromatisch.
- **Die Crapaudine:** eine französische Sorte mit langen, konisch zulaufenden Knollen. Sie ist sehr ertragreich – das Gewicht der einzelnen Knollen kann leicht über 500 Gramm sein. Im Geschmack ist das rote Fleisch aromatisch und mild.
- **Die Detroit 2** (oder: Bolivar): eine bewährte Sorte, die tiefrote und runde Knollen hat. Ihr Vorteil: Sie ist besonders nitratarm gezüchtet worden. Die Blätter sind rot-grün.
- **Die Formanova:** eine Sorte mit eher länglicher Form. Sie stammt aus Skandinavien. Die Knolle ist tiefrot.
- **Die Forono:** eine sehr verbreitete Rote-Bete-Sorte mit mild-süßem Geschmack. Durch ihre eher längliche Form kann man sie gut in feine Scheiben schneiden. Die *Forono* ist gleichmäßig dunkelrot durchgefärbt und kann bereits im Sommer und Frühherbst geerntet werden.

- **Die Jannis:** eine »typische« Rote Bete in Kugelform mit besonders mildem Geschmack und deshalb gut geeignet für Rohkost-Rezepte. Die *Jannis* hat eine besonders glatte Schale und wird schon früh erntereif. Man kann sie hervorragend einlagern.
- **Die Moneta:** eine runde und robuste Sorte mit glatter Haut und purpurroter Knolle. Der Geschmack ist ebenfalls sehr typisch: erdig und leicht süßlich. Die Moneta ist sehr saftreich und deshalb gut zum Auspressen geeignet.
- **Die Pablo:** Die einjährige Pflanze hat eine Kugelform und ist besonders saftreich. Man kann sie ab dem Spätsommer ernten und in kühlen Kellerräumen gut bis zum Frühjahr lagern.
- **Die Robuschka** (oder: Rote Kugel 2): eine runde Sorte mit glatter Schale und angenehm fruchtig-süßem Geschmack. Die *Robuschka* lässt sich bestens einlagern, aber auch sehr gut frisch und sogar als Rohkost verarbeiten. Sie hat rot-grünes Blattwerk.
- **Die Rocket:** eine walzenförmige Rote Bete, die bis zu 20 Zentimeter lang wird. Die Sorte ist ausgesprochen saftreich und zeigt beste Lagerqualität.
- **Die Rote Kugel:** ist die robuste Standardsorte für den Gemüseanbau. Sie bringt sehr gute Erträge, und man kann sie schon früh im Jahr ernten.
- **Die Tondo di Chioggia:** die Spezialität aus Italien mit einer hellrot leuchtenden Schale, das Fruchtfleisch ist rot-weiß gestreift. Bei einem Rohkost-Rezept bleibt diese Streifenzeichnung erhalten; kocht man die *Tondo di Chioggia*, verlaufen die Streifen dekorativ ineinander.
- **Andere kugelrunde Rote Beten** sind beispielsweise

die Sorten Akela, Belushi, Boltardy, Larka, Libero Ryz, Monty, Moulin Rouge oder Zeppo.

- **Zylinderförmig** zeigen sich Carillon, Cylindra, Loma oder Lomako. Der Vorteil der länglich geformten Bete liegt auf der Hand: Man kann sie etwas dichter aussäen und bringt so – falls man im eigenen Garten ernten möchte – eine größere Vielfalt in den Gemüsekorb.

## Wann sät und pflanzt man?

Rote Bete ist zwar eine zweijährige Pflanze. Jedoch gibt es mittlerweile viele Neuzüchtungen, die lediglich einjährig sind. Für den Hausgarten sind sie bestens geeignet und vor allem praktisch: Man muss die Rüben nicht überwintern, um im darauffolgenden Sommer Blüten und damit Samen zu bekommen.

Wer schnellen und sicheren Erfolg beim eigenen Anbau haben möchte, sollte zu einer dieser bewährten Sorten greifen. Besonders ertragreich und Platz sparend sind die langen, walzenförmigen Sorten. Bekannt und zuverlässig im Gedeihen ist die »Rote Kugel«. Runde Rote Beten muss man nach dem ersten Auskeimen meist vereinzeln. Denn sie wachsen zunächst in Büscheln. Mittlerweile wurden allerdings auch neue, einkeimige Sorten gezüchtet. Sie lassen sich bestens als Einzelkornsaat ausbringen und müssen später nicht pikiert (= vereinzelt) werden. Der Standort sollte sonnig sein. Rote Bete gedeiht aber auch im Halbschatten, reichert dann aber mehr Nitrat an.

**Der richtige Boden**

Im Grunde hat niemand in seinem Garten den »Ideal-boden« für alle Gemüsesorten. Gute Erfolge erzielt man in fast jedem Boden, der nicht zu sandig ist. Schon die Urpflanze war genügsam und gedieh wild selbst auf kargen Böden. Das hat sich bei den Züchtungen ein wenig verändert, aber prinzipiell haben Rote Beten keine besonderen Ansprüche und lassen sich auch in eher ungünstigen Lagen leicht ziehen. Am besten gedeihen sie auf durchlässigem, nährstoffreichem und feuchtem Humusboden. Sie sind Tiefwurzler – bis zu eineinhalb Meter kann das Wurzelwerk einer voll ausgebildeten Pflanze sich in den Boden hinunterarbeiten. Deshalb überstehen Rote Beten kurze sommerliche Trockenperioden ohne größere Probleme. Nur wenn sie über längere Zeit keinerlei Wasser bekommen, werden die Knollen leicht holzig. Wer im Heimgarten aussät, sollte den pH-Wert des Bodens überprüfen und darauf achten, dass dieser zwischen sechs und sieben liegt. Bei höheren Werten kommt es zu Mangelerscheinungen an Blattwerk und Knolle.

## Was Rote Beten mögen und was nicht

Grundsätzlich teilt man Pflanzen nach dem Kriterium ein, wie viel an Nährstoffen (z. B. Stickstoff) sie verbrauchen. Man unterscheidet danach:

- Starkzehrer entziehen dem Boden viel Stickstoff.
- Mittelzehrer haben einen mittleren Nährstoffbedarf. Rote Beten gehören zu dieser Gruppe.
- Schwachzehrer benötigen nur wenig Stickstoff aus dem Boden.

Ganz wichtig ist es, nicht im selben Beet zwei Jahre

hintereinander den Mittelzehrer Rote Bete anzubauen. Das würde den Boden auslaugen und im Folgejahr viel weniger Ertrag bringen. Rote Beten darf man außerdem keinesfalls auf einem Beet aussäen, auf dem vorher Starkzehrer wie Futterrüben oder Mangold standen. Gut gedeihen sie dagegen nach Hülsenfrüchten oder Kohlrabi.

Beste Nachbarn der Roten Bete sind Bohnen, Bohnenkraut, Borretsch, Buschbohnen, Dill, Erbsen, Erdbeeren, Feldsalat, Fenchel, Gurken, Kapuzinerkresse, Knoblauch, Kohl, Kopfkohl, Kohlrabi, Kopfsalat, Koriander, Kümmel, Pastinaken, Pflücksalat, Puffbohne, Ringelblumen, Salat, Sonnenblumen, Zucchini und Zwiebeln.

Ungünstig dagegen sind Estragon, Kartoffeln, Mangold, Möhren, Petersilie, Porree, Spinat, Schnittlauch, Stangenbohnen, Tomaten und Zuckermais. Diese sollte man auch nicht als Vorkultur anbauen. Vorkultur heißt, dass man im folgenden Jahr Rote Bete an dieser Stelle anbauen möchte. Die »ungünstigen Nachbarn« laugen den Boden so aus, dass Rote Beten nicht so gut gedeihen und weniger Ertrag bringen.

**Mischkultur und Drei-Jahres-Regel**
Am besten pflanzt man Gemüse, und damit auch Rote Beten, in Mischkultur nach der sogenannten Drei-Jahres-Regel und bereitet den Boden und die jeweilige Aussaat entsprechend vor. Dabei hat jede Gemüseart kein ganzes Beet, sondern Reihe für Reihe wird etwas anderes ausgesät, und zwar in Abstimmung nach Stark-, Mittel- und Schwachzehrer.

- Starkzehrer sind beispielsweise Gurken, Mangold, Lauch, Kürbis, Sellerie, Tomaten, Zucchini, Blumenkohl und auch Rhabarber. Sie sollten keinesfalls ganz in der Nähe oder zeitlich als Vorkultur zu Roten Beten angepflanzt werden.
- Zu den Schwachzehrern zählen Erbsen, Feldsalat, Busch- oder Stangenbohnen, Winterendivien und die Gewürzkräuter. Sie lassen die Rote Bete gut gedeihen – sowohl in der Nachbarschaft als auch als Vorkultur.

Nach der Drei-Jahres-Regel pflanzt man beispielsweise so:
- Im ersten Jahr: Als »Vorkultur« eignen sich beispielsweise Buschbohnen, Erbsen, Kohlrabi oder Radieschen.
- Im zweiten Jahr: Aussaat Rote Bete. Zur Mischkultur sind Kümmel und Bohnenkraut gut, sie verbessern den Geschmack der roten Rübe. Dill im selben Beet fördert die Gesundheit der Pflanze.
- Im dritten Jahr: gar nichts anpflanzen (»Brache«) oder Senf aussäen und dann als Gründünger unterpflügen.

Noch ein Tipp: Spinat ist zwar ebenfalls ein Mittelzehrer, reichert aber wie die Rote Bete viel Nitrat an. Deshalb sollte man die beiden nicht dicht nebeneinander aussäen – sie »stehlen« sich dann die Nährstoffe aus dem Erdreich.

## Aussäen und Pikieren

Rote Bete keimt erst, wenn der Boden eine Temperatur von sieben bis neun Grad Celsius erreicht. Deshalb sollte man sie nicht zu früh aussäen – am besten Anfang Mai. Man kann die Samen aber unter Folie oder Glas vorziehen und auch schon vereinzeln. Die Pflänzchen werden dann ins Freie gesetzt, wenn die Frostgefahr vorüber ist. Bei einer Aussaat im April – das ist für frühe Sorten durchaus schon möglich – muss man die zarten Keimlinge allerdings mit Vlies oder Stroh vor eventueller Frostgefahr, im Mai etwa durch die Eisheiligen, schützen.

Sorten wie die *Ägyptische Runde* sind eher für den Frühausbau geeignet, wer später ernten will, sollte sich eher an längliche Rote-Bete-Sorten halten. Die Standardsorte *Rote Kugel* ist für die Aussaat im Mai optimal, sie ist sehr robust und übersteht auch die Eisheiligen. Wer zu früh an die Aussaat geht, muss damit rechnen, dass die Pflanze »schießt« – also sehr schnell in die Höhe wächst –, ihre ganze Kraft verliert und dann zur Seite kippt. Erntereif sind die ersten Knollen je nach Sorte schon drei Monate nach der Aussaat. Wer also geschickt plant und aussät, kann schon ab Juli bis in den November hinein stets frische Rote Bete haben.

Um Rote Bete als Wintergemüse einzulagern, beginnt man erst Anfang Juni mit der Aussaat. Falls das Beet durch Mischkultur noch »besetzt« sein sollte, ist das kein Problem: Vorgezogene Pflänzchen kann man durchaus sogar erst Ende Juli oder sogar Anfang August an den endgültigen Platz ausbringen. Erntezeit ist dann ab Oktober und je nach Wetterlage bis weit in den November hinein.

Ausgesät wird – falls man kein Saatband benutzt, auf dem die Samenkörner im genau richtigen Abstand aufgebracht sind – in Reihen von maximal 25 Zentimetern Abstand. Der Samen sollte nicht mehr als drei Zentimeter unter der Erdoberfläche liegen. Nach zwei bis drei Wochen haben die Samen gekeimt. Nun steht – damit die Knollen in der Größe voll ausreifen können – das Vereinzeln oder Pikieren (das ist der gärtnerische Fachbegriff) an. Dabei werden zu dicht stehende Sämlinge »entzerrt« und auf größere Abstände gesetzt, um eine möglichst gute Ernte zu erzielen und keine verkümmerten Miniknollen zu bekommen. Der Abstand zwischen den pikierten Pflänzchen sollte mindestens zehn Zentimeter betragen, damit sich die Knollen gut entwickeln können. Je enger die Pflanzen zusammenstehen, umso länger brauchen sie zur Knollenbildung. *Baby Beets* werden bewusst in geringerem Abstand gesät und gesetzt: Sie werden laufend geerntet, und zwar schon fünf bis sechs Wochen nach der Aussaat.

**Düngung und biologischer Anbau**

Rote Beten sind zwar sehr zuckerhaltig, lagern aber – wie auch Spinat – Stickstoff in Blättern und Knollen ein. Bei der Düngung sollte man daher mit Stickstoff sehr sparsam umgehen, selbst wenn er die Knollen so schön rot macht und dafür sorgt, dass sie kaum holzig werden. Denn allzu schnell kann es zu einer Überdüngung kommen. Besser ist es daher, wie beispielsweise auch bei Mangold, je Quadratmeter Anbaufläche etwa einen Teelöffel Koch- oder Meersalz als Dünger auszustreuen. Völlig ungeeignet ist frischer Mist, optimal für die Nährstoffversorgung dagegen Kompost. Dabei sollte man den Kompost in Wasser aufweichen und die Pflanzen damit gießen. Bei Kalkmangel kann man Rote Bete mit Beinwelljauche, Holzasche oder Knochenmehl düngen.

Beim biologischen Anbau gelten die Grundsätze der ökologischen Landwirtschaft: keine chemisch-synthetische Pflanzenschutzmittel und die Düngung durch Fruchtfolgen (siehe oben) und ausschließlich Kompost.

### Schädlinge und Krankheiten

Rote Beten sind robust und werden kaum von Schädlingen befallen, nicht einmal von Schnecken.

- Gegen Nematoden (Fadenwürmer, die in Garten und Landwirtschaft oft als Schädling auftreten) kann man zwischen die einzelnen Reihen im Beet Tagetes einsäen.
- Schwarzfleckigkeit deutet auf Bormangel im Boden hin. Dagegen hilft Borax. Es wird im Frühjahr gestreut oder dem Gießwasser zugesetzt. Die Dosierung: 100 g Borax auf 100 Quadratmeter streuen; im Gießwasser fünf Gramm auf zehn Liter Wasser.

## Erntesaison

Die essbare Frucht der Roten Bete ist die Knolle. Bei zweijährigen Pflanzen wird sie schon im ersten Jahr ausgebildet, und zwar direkt unterhalb der Keimblätter. Reif zur Ernte sind die Knollen, wenn ihr größter Teil aus der Erde ragt. Wer Ende April/Anfang Mai aussät, kann bereits im Juli die ersten kleinen Roten Beten ernten. Die kleinen *Baby Beets* sind zart und sehr schmackhaft und eignen sich deshalb besonders gut für Rohkost-Rezepte. Auf dem Markt findet man sie als Bundware mit Blättern (und die eignen sich hervorragend als Salat- oder Gemüsebeilage). Oder man legt die nur etwa vier Zentimeter großen Mini-Beten sauer ein und serviert sie als Beilage.

Traditionell allerdings beginnt die Ernte im Frühherbst, zur Einlagerung über den Winter sogar bis in den November hinein. Solange bleiben die Knollen in der Erde. Für den Hobbygärtner ist wichtig zu wissen: Hat die Rote Bete erst einmal Frost bekommen, verändert sie ihren Geschmack. Sie ist dann nicht mehr so süßlich, sondern hat ein eher erdiges Aroma. Das hat durchaus seinen Reiz und ist als Beilage zu bestimmten Gerichten durchaus erwünscht.

Wer Rote Beten gleich verarbeiten will, sollte wissen: Besonders lecker schmecken sie kurz vor der endgültigen Reife. Die runden Knollen zeigen auf der Haut keinerlei Ringe (bei den länglichen Sorten kommt das sowieso nicht vor). Mini-Beten (das ist keine besondere Sorte, sondern lediglich die »normalen« Beten in kleinster Form) kann man bereits beim Pikieren ernten. Sie sind nur etwa nussgroß und schmecken als leckere und vitaminreiche Beilage zum Salat.

## Überwintern

In Regionen, in denen es nicht zu starken Frösten kommt (soweit man das heute vorhersagen kann!), ist es durchaus möglich, Rote Bete im Garten zu überwintern: Bis zu sieben Grad minus überstehen die zweijährigen Pflanzen durchaus, zusätzlich kann man sie mit Vlies oder einer Lage Stroh vor tieferen Temperaturen schützen. In allen anderen Gegenden allerdings lagert man die Knollen – auch für den Verzehr – besser gut vor Kälte und Eis geschützt ein. Von den zweijährigen Sorten pflanzt man im kommenden Frühjahr einige wieder ein, sie blühen dann aus, bekommen Samen und liefern so das Saatgut fürs Folgejahr.

Glücklich kann sich schätzen, wer ein Haus mit Keller hat – und zwar nicht mit einem Heizungskeller, sondern als echten Lagerraum. Hier kann man Rote Beten bis ins Frühjahr hinein gut aufbewahren. Alternativ geht das in einer Kiste (aus Holz oder Kunststoff) mit feuchtem Sand oder Torf – Hauptsache: dunkel und frostfrei, bei einer optimalen Temperatur von drei bis vier Grad und relativ hohe Luftfeuchtigkeit. Man steckt die Knollen einzeln und mit Abstand tief in den Sand, deckt vielleicht noch eine Lage Stroh darüber. Lagerfähig sind Rote Beten übrigens erst dann, wenn ihre Blätter deutlich welk werden und damit »altern«.

Zum Einlagern darf man die Blätter niemals abschneiden, sondern dreht sie vorsichtig ab, sodass etwa ein guter Zentimeter Laub stehen bleibt: Dann wird die Knolle nicht verletzt und blutet deshalb nicht aus.

In modernen Wohnungen ist meist kaum Kellerraum vorhanden – oft gibt es ja nur einen Heizungskeller. Im Kühlschrank halten die roten Rüben aber ebenfalls eine ganze Weile: in feuchtes Papier eingeschlagen etwa vier Wochen, am besten im Frischefach des Kühlschranks, bei etwa fünf Grad.

## Lagerung im Freien: die Miete

Wer einen großen Garten sein eigen nennt und reichlich Rote Beten erntet, kann sich einen Lagerplatz im Freien einrichten, eine sogenannte Miete. Dazu hebt man eine flache, etwa 50 Zentimeter tiefe Grube aus, die mit engmaschigem Drahtgeflecht ausgelegt wird. Darüber kommt eine dicke Sandschicht, darauf wird Stroh verteilt, in die man die Knollen einbettet, damit sie dunkel lagern. Darauf kommt nochmals eine Erdschicht.

In solch einer Miete kann man auch anderes Wurzelgemüse gut überwintern: Möhren und Kartoffeln, sogar Kohlköpfe und Äpfel. Die wichtigste Regel: nur einwandfreie Gemüse und Früchte nehmen, ohne Beschädigungen oder gar faule Stellen. Knollen von Roter Bete, Kartoffeln und auch Möhren reinigt man nach dem Ausgraben nicht von der anhaftenden Erde. Diese Verkrustungen schützen nämlich die Oberfläche gegen Schimmelpilze.

## Einfrieren und konservieren

Wie bei allen Rübensorten (und auch Kartoffeln) sollte man Rote Beten nicht roh einfrieren: Sie werden dann wässrig und schlaff und verlieren an Aroma. Einzige Ausnahme (allerdings selbst noch nicht ausprobiert) ist der Tipp, die Knollen nur abzuwaschen und mit Schale im Ganzen einzufrieren. Dann sollen sie zwar nach dem Auftauen ein wenig weicher sein als frische Rote Beten, aber kaum Geschmacksverlust zeigen. Bereits gekocht (etwa 20 Minuten) und geschält sowie in Stücke geschnitten, lassen sie sich bestens im Tiefkühlschrank aufbewahren. Sie halten dann gut über den Winter –

sogar länger: etwa sechs bis acht Monate. Verarbeitet kann man sie aber noch besser konservieren: etwa süß-sauer eingemacht, als pikante Marmelade oder sogar als Chips (siehe im Rezeptteil).

## Regionale Ernte vs. Importware

Wer sich gesund und ausgewogen ernähren will, wird stets darauf achten, eher regionale Produkte zu kaufen. Wegen der ökologischen Balance, aber auch, weil man dann den Produzenten – also den Bauern – vielleicht kennt und weiß, ob er biologisch anbaut oder etwa doch auf Kunstdünger und Schädlingsgifte zurückgreift. Bei Importware hat man diesen Überblick noch weniger als im heimischen Supermarkt.

### Nährstoffverluste in nur 30 Jahren

Eine Studie hat Anfang der 1990er Jahre gezeigt, dass Vitaminanteile in der Roten Bete seit 1961 gravierend gesunken waren. Thiamin (also Vitamin $B_1$) war um 67 Prozent weniger enthalten, Riboflavin (Vitamin $B_2$) um 60 Prozent. Die Aussaat und Pflanzung auf guten, nicht ausgelaugten Böden ist daher wichtig. Auch von Glashausware sollte man Abstand nehmen: Hier wird meist viel Dünger eingesetzt, den Rote Beten als Nitrat entsprechend hoch einlagern.

# Kapitel 2: Vitamine und Inhalts-stoffe und was sie bewirken

Dass Rote Beten kleine Powerpakete und echte »Wun-derrüben« sind, zeigt sich, wenn man ihre Inhaltsstoffe betrachtet. Vitamine, Mineralstoffe und Spurenelemen-te sind das eine, aber es gibt dazu noch die sekundä-ren Pflanzenstoffe Betain bzw. Betaxanthin (bei Roten bzw. Gelben Beten) und noch einige andere, für unseren Organismus lebenswichtige Stoffe. Kein Wunder, dass nicht nur Spitzenköche, sondern auch Ernährungsspe-zialisten Rote Bete mittlerweile empfehlen: wegen ihres hohen Nährstoffgehalts.

## Vitamine in der Roten Bete

Man nennt sie das »Abc des Lebens«, denn Vitamine sind – wie auch Mineralstoffe – an nahezu jedem bioche-mischen Prozess im Körper beteiligt. Man unterscheidet zwischen den fettlöslichen (das sind A, D, E und K) und den wasserlöslichen Vitaminen (C und die B-Gruppe). Der Unterschied: Fettlösliche Vitamine werden im Kör-per gespeichert, wasserlösliche dagegen über den Urin ausgeschieden (Ausnahme ist Vitamin $B_{12}$ – Cobalamin). Man muss sie dem Körper also immer wieder aufs Neue zuführen. In der roten Rübe finden sich eine ganze Reihe wichtiger Vitamine aus beiden Gruppen.

**Die Vitamine der B-Gruppe**

Der Vitamin-B-Komplex ist eine große Gruppe. Sie unterscheidet sich von allen anderen Vitaminen dadurch, dass

- sie meist gemeinsam in den Nahrungsmitteln vorkommen;
- alle »Familienangehörigen« verwandte Funktionen haben;
- jede einzelne unserer Körperzellen Vitamin B braucht.

Sie haben eine Menge Aufgaben:

- Sie versorgen unseren Körper ausreichend mit Energie: Denn sie verwandeln Kohlenhydrate in Glucose.
- Alle B-Vitamine sind außerdem am Fett- und Eiweißstoffwechsel beteiligt.
- Für Gehirn und Nerven sind sie unersetzlich.
- Sie sind lebensnotwendig für unsere Verdauung.

Wichtig zu wissen ist, dass wir bei Stress und Alkoholgenuss mehr an B-Vitaminen zuführen müssen, da unser Körper kaum auf Vitamindepots zurückgreifen kann: Nicht alle Vitamine können nämlich im Organismus gespeichert werden.


**Vitamine der B-Gruppe: $B_1$**

In 100 Gramm Roter Bete sind 0,031 Milligramm enthalten.

Vitamin $B_1$ (oder: Thiamin) wirkt sozusagen als »Gute-Laune-Vitamin«. Es ist unentbehrlich für das Wechselspiel zwischen Hirn, Nerven und Muskeln. Es sorgt also für die perfekte Zusammenarbeit von Körper und Geist. Kinder lernen besser, Senioren erleben ein hohes Alter voll geistiger Frische. Sportler verwenden es als »Aufbauvitamin«. Bei Zahnbehandlungen wird es als Schmerzdämpfer eingesetzt, ebenso bei Hexenschuss und Neuralgien. Selbst zur Abschreckung von Moskitos im Urlaub haben sich Vitamin-$B_1$-Gaben bewährt. Empfindlich ist Vitamin $B_1$ gegen Wasser; auch durch Hitze oder Sauerstoff verliert es bis zur Hälfte seiner Wirkung. Deshalb sollte man alles immer schnell und schonend zubereiten und möglichst rasch verzehren.

• Mangel an Thiamin führt zu Müdigkeit, Migräne, Nervosität, Depressionen, Appetitlosigkeit, Heißhunger auf Süßigkeiten, Konzentrationsproblemen, Infektionsanfälligkeit, Muskelschwäche und Krämpfen.

### Vitamine der B-Gruppe: $B_2$

In 100 Gramm Roter Bete sind 0,042 Milligramm enthalten.

Vitamin $B_2$ (oder: Riboflavin) ist ein Energie- und Hautvitamin. Es ist wichtig für den gesamten Stoffwechsel, für die Umwandlung von Kohlenhydraten, Fetten und Eiweiß in all jene Nährstoffe, die unserem Körper Energie liefern. Unsere Zellen können ohne Vitamin $B_2$ nicht »atmen«. Ekzeme bei Kindern wurden mit Vitamin $B_2$ erfolgreich behandelt. Auch bei Sehstörungen und Augenentzündungen durch Fehlernährung hat es gute Wirkung gezeigt. Nach Verletzungen, Unfällen, Operationen, bei Schilddrüsenüberfunktion und allen Arten von negativem Stress sollte man Vitamin $B_2$ zuführen. Es ist sehr hitzebeständig, aber extrem lichtempfindlich. Also nie in offenen Töpfen garen, lieber mit sehr wenig Wasser und geschlossenem Deckel! Kein Natron zum Kochen verwenden. Wichtig: Die äußeren Blätter von Salaten und Kohlköpfen enthalten fünfmal so viel Vitamin $B_2$ wie die inneren Blätter. Bei Roten Beten ist das ähnlich: Die Knollen enthalten weniger Vitamin $B_2$ als die Blätter.

- Mangel an Riboflavin führt zu Wachstumsstörungen, Schädigungen an Haut und Augen sowie Mundwinkelrissen.

**Vitamine der B-Gruppe: Niacin (veraltet: $B_3$).**
In 100 Gramm Roter Bete sind 0,334 Milligramm enthalten.
Niacin ist am Eiweiß-, Fett- und Kohlenhydratstoffwechsel beteiligt und gilt sozusagen als die »Zündkerze«, die dem »Motor« unseres Körpers die nötigen Enzyme gibt. Es sorgt dafür, dass wir geistig gesund bleiben, dass Schleimhäute, Haarwuchs und Hormonbildung ordnungsgemäß ablaufen. Auch gegen Alterssteifigkeit und Gelenkschmerzen soll Niacin helfen. Nützlich hat es sich sogar bei der Entwöhnung von Rauchern und Alkoholabhängigen gezeigt. Vorsicht ist allerdings angesagt, wenn man zur Gicht neigt: Dann sollte man nicht unbedingt tierische niacinhaltige Nahrung zu sich nehmen. Niacin ist gegenüber Licht, Hitze und Sauerstoff relativ unempfindlich.
- Ein Mangel an diesem Vitamin führt zu rauer Haut, Durchfall, Schädigung des Zentralnervensystems, Schlaflosigkeit, Schwindel, Kopf und Depressionen.

**Vitamine der B-Gruppe: Pantothensäure (veraltet $B_5$)**
In 100 Gramm Roter Bete sind 0,155 Milligramm enthalten.
Pantothensäure ist wichtig für den Stoffwechsel, vor allem den Energiestoffwechsel der Zellen. Außerdem wirkt es beim Aufbau des Koenzyms A mit, das ebenfalls eine wichtige Rolle im Stoffwechselgeschehen spielt.
- Mangel führt zu Herzklopfen, Magenschmerzen, Mü-

digkeit, Kopfschmerz, Schlaflosigkeit, Ausbleichen der Haarfarbe.

**Vitamine der B-Gruppe: $B_6$**

In 100 Gramm Roter Bete sind 0,067 Milligramm enthalten.

Vitamin $B_6$ (oder: Pyridoxin) ist wichtig für das Wachstum, die Zellerneuerung, die Blutbildung, für gesunde Haut und Nerven. Es kräftigt das Immunsystem, verleiht zusätzliche Energie, hilft bei morgendlicher Übelkeit und Reisekrankheit.

- Mangel an Pyridoxin führt zu rissigen Lippen, einer entzündeten Zunge, geschwollenen Fingern und Knöcheln, Kopfschmerzen, Blutarmut, Reizbarkeit und Niedergeschlagenheit.

**Vitamine der B-Gruppe: Biotin (veraltet: $B_7$)**

In 100 Gramm Roter Bete sind 0,0001 Milligramm enthalten.

Biotin ist wichtig für den Aufbau von Haut und Haaren.

- Mangel an Biotin wirkt sich negativ auf den Kohlenhydrat-, den Eiweiß- und den Fettstoffwechsel aus.

**Vitamine der B-Gruppe: Folsäure (veraltet: Vitamin $B_9$)**

In 100 Gramm Roter Bete sind 0,109 Milligramm enthalten.

Folsäure arbeitet eng mit dem Vitamin $B_{12}$ beim Stoffwechsel zusammen, aber auch bei der Entwicklung weißer und roter Blutkörperchen. Folsäure zählt zu den wichtigsten Vitaminen: Es baut Zellkern-Eiweiß auf – also die Grundlage für die genetischen Informationen.

Vor allem Schwangere und Stillende müssen viel Folsäure zu sich nehmen. Untersuchungen haben gezeigt, dass bei uns großer Mangel an Folsäure vorkommt. Dabei ist nichts einfacher, als durch die Ernährung den täglichen Bedarf zu decken. Folsäure ist extrem licht- und UV-empfindlich, auch wasserlöslich. Wer seinen Salat und das Gemüse wässert, verliert bis zu 90 Prozent Folsäure, durch Hitze gehen 50 Prozent verloren.

• Mangel an Folsäure führt zu Blutarmut, Schleimhautveränderungen, Verdauungsstörungen und Reifungsstörungen der weißen und roten Blutkörperchen.

---

**Vitaminähnliche Substanz: Cholin
(veraltet: Vitamin B$_4$)**
In 100 Gramm Roter Bete sind 6 Milligramm enthalten.

• Cholin schützt unsere Nerven. Dieser Biostoff wird für sehr viele Stoffwechselreaktionen benötigt, es unterstützt den Fettstoffwechsel und die Bildung verschiedener Hormone. Auch die gefürchtete Fettansammlung in der Leber kann es verhindern. Viele Nahrungsmittel liefern Cholin – bei der Roten Bete ist es in den Blättern enthalten.

• Einen erhöhten Cholinbedarf haben Menschen, die sehr viel Alkohol, zu viel gesättigte Fettsäuren und zu viel raffinierten Zucker zu sich nehmen.

---

**Vitamin K**
In 100 Gramm Roter Bete sind 0,002 Milligramm enthalten.

Vitamin K (oder: Phyllochinon) kommt besonders in allen grünen Blattgemüsen vor. Es ist fettlöslich, unser Körper verwertet es nur mit einer geringen Menge an Fett oder Öl. Vitamin K gilt als das »Blutgerinnungsvitamin«. Das heißt, es stoppt Blutungen und sorgt dafür, dass sich kleine Wunden schneller schließen. Im Körper wird es bei einem Erwachsenen selbst mit der Hilfe von Dickdarmbakterien gebildet. Ist die Darmflora gestört, kann man Vitamin K von außen zuführen, um die Verdauung wieder zu normalisieren. In Roter Bete findet sich Vitamin K in den grünen Blättern. Das Vitamin ist sehr robust: Man kann Gemüse ohne Weiteres kochen, Phyllochinon verträgt bis zu 120 Grad Celsius. Empfindlich ist es gegen helles Tageslicht.

• Ein Mangel kann zu Störungen im Blutbild führen sowie zu Durchblutungsstörungen.


**Vitamine als natürliche Antioxidantien**

Ein Antioxidans ist eine chemische Verbindung, die dafür sorgt, dass keine unerwünschten Sauerstoffverbindungen eingegangen werden. In zahlreichen Studien wurde nachgewiesen: Wer mit seiner Nahrung reichlich Antioxidantien aufnimmt, kann mit einem deutlich geringeren Krebsrisiko und weniger Herz-Kreislauf-Erkrankungen rechnen. Solche Antioxidantien sind etwa Betacarotin (Provitamin A), Vitamin C und Vitamin E. Diese drei spielen vor allem in der Kombination eine wichtige Rolle bei der Vorbeugung von Herz-Kreislauf-Erkrankungen und sind ausgesprochen wichtige Zellschutzstoffe. Außerdem wirken sie gegen freie Radikale, denn sie mindern unter anderem Zellschäden, die beim Rauchen oder durch zu viel Sonne entstehen.

**Gegen freie Radikale**

Aggressive Sauerstoffatome, die beim Stoffwechsel in den Körperzellen entstehen, nennt man »Freie Radikale«. Sie schädigen unser Erbgut, attackieren schützende Zellmembranen und können außerdem lebenswichtige Eiweiß- und damit Enzymstrukturen verändern. Die Folgen davon betreffen jedes Gewebe und jedes Organ in unserem Körper. Es kommt dann zu beschleunigten Alterungsprozessen, Krebserkrankungen, Arteriosklerose, Haut- und Augenschädigungen.

## Vitamin C

In 100 Gramm Roter Bete sind 4,9 Milligramm enthalten. Vitamin C (oder: Ascorbinsäure) ist wohl das bekannteste Vitamin überhaupt. Im Unterschied zu Pflanzen und Tieren kann der Mensch dieses Vitamin nicht selbst »herstellen«. Daher muss man es mit der Nahrung zuführen. Wer sich gesund ernährt, wird auch keine Probleme mit eventuellem Mangel haben, denn Vitamin C ist in vielen Nahrungsmitteln enthalten, auch (selbst wenn nicht zu den Spitzenreitern im Vitamin-C-Gehalt zählend) in Roten Bete. Ascorbinsäure wirkt an unzählig vielen Schutzfunktionen im Körper mit: Alle Wachstumsvorgänge, alle »Reparaturen«, auch der Eiweißstoffwechsel, die Hormonherstellung, Bluttransport und Zellatmung hängen mit Vitamin C zusammen.

• Mangel an Vitamin C führt recht schnell dazu, dass man Zahnfleischbluten hat, kurzatmig wird und überhaupt im körperlichen Wohlbefinden gestört ist. Je

nach Alter, Größe, Gewicht und auch Lebensumstän-
den besteht unterschiedlicher Vitamin-C-Bedarf.

**Vitamin E**

In 100 Gramm Roter Bete sind 0,047 Milligramm enthalten.

Vitamin E (oder: Tocopherol) kommt in geringen Mengen ebenfalls in fast jedem Lebensmittel vor. In größerer
Menge findet man Vitamin E allerdings in vielen Pflanzen, unter anderem auch in den Blättern der Roten Beten. Es wirkt stärkend auf Herz und Kreislauf. Vitamin E
gilt als »Antioxidations-Vitamin« – d. h., es schützt die
mehrfach ungesättigten Fettsäuren vor dem Abbau
durch Sauerstoff. So schützt es Zellen und Zellwände
bei zahlreichen Vorgängen im Körper. Vitamin E fördert
den Energiestoffwechsel, sorgt für rote Blutkörperchen
und richtiges Gewebewachstum, vor allem bei Kleinst-
kindern. Empfindlich ist Vitamin E gegen Licht und
Luftsauerstoff. Beim Raffinieren von Speiseölen geht es
deshalb verloren. Deshalb sollten Sie möglichst kalt ge-
presste Speiseöle verwenden.

• Mangel an Vitamin E tritt so gut wie nicht auf, denn
  Tocopherol wird vom Körper sehr gut in der Leber und
  im Fettgewebe gespeichert. Nachgewiesene Mangelerscheinungen kommen meist nur im Zusammenhang
  mit Krankheiten vor, bei denen gleichzeitig die Aufnahme von Fetten gestört ist.

**Provitamin A (Carotine)**

In 100 Gramm Roter Bete sind 0,02 Milligramm enthalten.
Carotine gehören zu den sekundären Pflanzenfarbstof-
fen (siehe auch unten), sie sind fettlöslich. Provitamin

A ist in fast allen grünen, gelben und orangefarbenen Gemüsen und Früchten zu finden, bei der Roten Bete kommt es in den dunkelgrünen Blättern vor. Generell haben Carotine als Antioxidantien zellschützende Wirkung, können allerdings nur gemeinsam mit einer geringen Menge an Fett vom Körper verwertet werden.

• Zu Mangelerscheinungen kommt es in unseren Breiten kaum.

---

**Das Beste steckt in den Blättern**

Die Blätter von Roten Beten enthalten von vielen Mineralstoffen wesentlich mehr als die Knolle: das Siebenfache an Kalzium, das Dreifache an Magnesium, das Sechsfache an Vitamin C. Bei Vitamin A ist es die zweihundertfache Menge, bei Vitamin K sogar zweitausendmal so viel. Die Zubereitung der Blätter – jung als Rohkostsalat, später wie Spinat oder Mangold gedünstet als Gemüse – lohnt sich also für unsere Gesundheit.

---

## Mineralien und Spurenelemente

Der Unterschied zwischen Mineralstoffen und Spurenelementen liegt schlicht und ergreifend in der Menge, in der sie im Köper vorhanden sind. Auch Spurenelemente sind also Mineralien, sie kommen lediglich ganz in der Bedeutung des Wortes »nur in Spuren«, also kleinsten Mengen vor. Auch der Begriff Mikroelemente ist üblich, und man definiert die Menge so, dass wir unter 50 Milligramm pro Kilo benötigen. Alle anderen Mineralstoffe, von denen in unserem Organismus mehr als diese

50 Milligramm pro Kilo Körpergewicht zu finden sind, werden daher auch Mengen- oder Makroelemente genannt. Die Mengenelemente sind:

- Chlorid
- Kalzium
- Kalium
- Magnesium
- Natrium

Die wichtigsten Spurenelemente sind:

- Chrom
- Eisen
- Fluorid
- Jod
- Kupfer
- Mangan
- Molybdän
- Selen
- Zink

In den Roten Beten findet man kein Fluorid und kein Molybdän, dafür aber die Spurenelemente Kalzium, Natrium, Kalium, Phosphor, Eisen, Magnesium, Jod, Zink, Kupfer, Mangan, Selen und Schwefel.

**Kalzium**

In 100 Gramm Roter Bete sind 16 Milligramm enthalten. Kalzium ist zuständig für die Blutbildung, die Muskelarbeit, die Knochen und für die Zahnsubstanz. Das Mineral kann sogar winzige Risse »kitten«, die bei starker Knochenbelastung entstehen können. Damit nicht genug: Kalzium wirkt positiv auf unsere Nerven und unseren Blutdruck, und es lindert zudem allergische Reaktionen.

- Mangel an Kalzium führt langfristig oft zu Osteoporose, denn wenn zu wenig von diesem Material im Körper vorhanden ist, nimmt sich der Organismus Kalzium der Knochenmasse.

**Natrium**

In 100 Gramm Roter Bete sind 78 Milligramm enthalten.

Natrium ist zuständig für die Regulierung des Wasser-haushalts, für die Muskelarbeit und den Stoffwechsel. Zusammen mit Kalium hat Natrium die Aufgabe, den Wasserhaushalt im Körper konstant zu halten.

• Zu viel Natrium erhöht den Blutdruck und verursacht Herz-Kreislauf-Störungen.

## Kalium

In 100 Gramm Roter Bete sind 325 Milligramm enthalten. Kalium ist ebenfalls zuständig für den Wasserhaushalt, die Muskelarbeit und für den Stoffwechsel. Zudem spielt der Mineralstoff eine Hauptrolle bei der Reizweiterlei-tung entlang der Nerven. Auch an der Muskeltätigkeit ist Kalium beteiligt, außerdem reguliert es den Blut-druck. Im Magen-Darm-Trakt kommt Kalium in den Ver-dauungssäften vor.

• Ein zu hoher oder zu niedriger Kaliumspiegel in un-serem Körper kann zu Fehlfunktionen in den Muskeln führen.

## Phosphor

In 100 Gramm Roter Bete sind 40 Milligramm enthalten. Phosphor ist zuständig für Wachstum und Stoffwechsel. Zusammen mit Kalzium sorgt dieses Mineral außerdem für die Festigkeit von Knochen und Zähnen. Wichtig ist Phosphor außerdem für den Aufbau der Zellwände, spielt eine Rolle bei der Energiegewinnung und für die Speicherung und Bereitstellung von Energie in unserem Körper. Ohne Phosphor kann der pH-Wert des Blutes nicht stabilisiert werden.

• Ein Mangel an Phosphor kommt bei uns praktisch nicht mehr vor. Sinkt der Spiegel ab, kann es zu Funktionsstörungen der Nieren, einer Überfunktion der Nebenschilddrüsen und dem Mangel an Vitamin D kommen.

**Eisen**

In 100 Gramm Roter Bete sind 0,8 Milligramm enthalten.

Eisen hilft bei der Blutbildung und der Sauerstoffversorgung. Der Saft von Roter Bete wird oft bei Eisenmangel empfohlen. Selbst wenn unser Organismus tierisches Eisen besser verwerten kann: Bei einer vegetarischen Ernährung empfiehlt sich die Kombination von Roten Beten mit besonders Vitamin-C-reichen Speisen und Getränken. Oder ein Rohkost-Salat aus der roten Rübe. Eine Portion Rote Bete – etwa 200 Gramm – liefert schon 15 % der empfohlenen Tagesmenge an Eisen.

- Mangel an Eisen führt zu Blässe, der Brüchigkeit von Fingernägeln, Kopfschmerzen, Schwindelgefühl, Konzentrationsstörungen und psychischer Labilität.

**Magnesium**

In 100 Gramm Roter Bete sind 23 Milligramm enthalten. Magnesium ist wichtig für Knochenaufbau und Zähne, für die Regulierung des Stoffwechsels und für die Muskeln. Es wird auch das »Anti-Stress-Mineral« genannt, denn es hemmt Erregungsvorgänge an Nerven und Muskeln.

- Magnesiummangel äußert sich häufig in Muskelzuckungen und Krämpfen.

**Zink**

In 100 Gramm Roter Bete sind 0,35 Milligramm enthalten.

Zink ist zuständig für den Protein- und Kohlenhydrate-Stoffwechsel und speichert Insulin. Es aktiviert im Körper über 200 Enzymreaktionen. Zink ist außerdem wichtiger Baustein von Finger- und Fußnägeln, Haaren und Haut, aber auch an vielen wichtigen Stoffwechsel- und Fortpflanzungsvorgängen beteiligt. Zink beschleunigt die Zellteilung und die Wundheilung.

- Schon ein leichter Mangel an Zink kann unsere Anfälligkeit für Infekte erhöhen.

**Kupfer**
In 100 Gramm Roter Bete sind 0,075 Milligramm enthalten.
Der Körper braucht Kupfer für den Eisentransport und den Bindegewebsstoffwechsel. Das Spurenelement kommt in zahlreichen Enzymen vor und spielt eine wichtige Rolle bei der Eisenaufnahme im Magen-Darm-Trakt.

- Der Mangel an Kupfer vermindert die Stärke unserer Immunabwehr.

**Mangan**
In 100 Gramm Roter Bete sind 0,329 Milligramm enthalten.
Mangan benötigt unser Körper für den Fettstoffwechsel. Das Spurenelement ist in mehr als 60 Enzymen enthalten und wichtig für eine ganze Reihe von physiologischen Prozessen: Es trägt beispielsweise zur Wundheilung bei und spielt eine wichtige Rolle bei der Knochenentwicklung und Blutgerinnung.

- Bei Stress oder erhöhtem Alkoholgenuss braucht der Körper mehr Mangan. Ein echter Mangel an diesem

Mikroelement kommt in unseren Breiten aber kaum vor.

## Selen

In 100 Gramm Roter Bete sind 0,007 Milligramm enthalten

Selen ist ein wichtiges Schutzelement zur Krebs- und Infarktabwehr. Es entgiftet unseren Körper, denn es bindet Schwermetalle, die wir über die Nahrung aufnehmen. Außerdem ist Selen wesentlich für die Funktion unserer Muskeln. Über die Schilddrüse, deren Enzyme Selen enthalten, ist dieses Spurenelement am Stoffwechsel beteiligt.

• Mangel an Selen kann zu Veränderungen an Fuß- und Fingernägeln sowie der Haut führen, zu Muskelschwäche, Erkrankungen des Herzmuskels und Funktionsstörungen der Schilddrüse.

## Jod

In 100 Gramm Roter Bete sind 0,004 Milligramm enthalten.

Auch Jod ist entscheidend daran beteiligt, dass unsere Schilddrüse richtig funktioniert. Nur mit Hilfe dieses Spurenelements kann unser Organismus die beiden Schilddrüsenhormone Triiodthyronin und Thyroxin herstellen. Sie sind lebenswichtig für viele Stoffwechselprozesse: für das Wachstum von Organen und Zellen (und auch für die Zellteilung), für die Herztätigkeit, die Verdauung, die Aktivierung des Stoffwechsels. Jod verhindert die Bildung eines Kropfes. Wir nehmen mit der Nahrung oft zu wenig Jod auf; dann sollte man statt mit normalem mit Jodsalz würzen.

- Mangel an Jod beeinträchtigt die Funktion der Schilddrüse und kann dann zu einem Kropf führen.

**Schwefel**

In 100 Gramm Roter Bete sind 16 Milligramm enthalten. Schwefel ist wichtig für den Eiweißstoffwechsel und bei der Entgiftung, außerdem ein Bestandteil von Bindegewebe; besonders schwefelreich sind Haare und Nägel. Eine Rolle spielt der Mineralstoff auch bei der Blutgerinnung und der Energiegewinnung in den Zellen. Die Salze der Schwefelsäuren (Sulfate) sorgen für Entgiftung: Denn sie binden schädliche Stoffe wie Alkohol; diese werden dann mit dem Urin ausgeschieden.

- Mangel an Schwefel kann dazu beitragen, dass es Beschwerden in den Gelenken gibt, dass es zu Problemen mit der Leber kommt oder allgemein zu Durchblutungsstörungen, Niedergeschlagenheit, Ängsten, stumpfem Haar und fahler Haut, grauem Star, brüchigen Fingernägeln sowie schlaffem Bindegewebe.

(Quellen für die Angaben der Inhaltsstoffe von Vitaminen und Mineralien: www.naehrwert-kalorien.de und www.naehrwertrechner.de sowie www.gesundheit.de)

## Sekundäre Pflanzenstoffe

Unter sekundären Pflanzenstoffen versteht man biologisch aktive Stoffe, die nicht dem reinen Überleben der Pflanze dienen, sondern andere Funktionen haben (die primären Pflanzenstoffe sind – nur der Vollständigkeit halber – Kohlenstoffe, Proteine und Fette, die bei der Pflanze für den Aufbau der Zellen und den Energiestoffwechsel zuständig sind. Bei uns Menschen wirken sie mit Ausnahme der Ballaststoffe als Nährstoffe. Sekundäre Pflanzenstoffe nennt man in der naturheilkundlichen Anwendung auch Phytamine, der Begriff Phytochemikalien ist ebenfalls gebräuchlich.

Sie sind nicht lebensnotwendig, dennoch kann der Körper sie gut nutzen. Sie hemmen in unserem Organismus das Wachstum von Bakterien und Pilzen, halten das Blut flüssig und schützen vor sogenannten freien Radikalen. Carotinoide (siehe oben: Provitamin A) und Flavonoide sind die bekanntesten sekundären Pflanzenstoffe. Mittlerweile sind 10 000 bis 30 000 chemisch sehr unterschiedliche Verbindungen bekannt. Natürliche Aromen und Farbstoffe, ätherische Öle und Hormone zählt man ebenfalls zu diesen Biostoffen.

Erst Anfang der neunziger Jahre hat man herausgefunden, dass sekundäre Pflanzenstoffe für den menschlichen Körper nützlich sind. Zuvor hat man sie eher als giftig oder schädlich eingestuft. Heute beweisen zahlreiche Studien: Wer viel Obst und Gemüse isst, erkrankt deutlich seltener an Krebs. Denn sekundäre Pflanzenstoffe sorgen dafür, dass der Körper besser vor Giftstoffen geschützt ist, die Krebs auslösen können. Phytochemikalien verbessern nämlich die »Kommunikation« zwischen den einzelnen Zellen. Entartete Zellen werden so leichter erkannt und können abgetötet werden. Sekundäre Pflanzenstoffe schützen aber auch vor Infektionskrankheiten, stimulieren das Immunsystem, wirken verdauungsfördernd, verhindern Blutgerinnsel und vieles mehr. Die meisten sekundären Pflanzenstoffe sind hitzeempfindlich, das heißt, beim Kochen wird ihre Wirkung weitgehend zerstört. Anders bei Flavonoiden: Sie sind sehr hitzestabil. In der Roten Bete kommen vor allem Carotinoide und Anthocyane vor.

## Carotinoide

Sie sind wohl die bekanntesten sekundären Pflanzenstoffe. Carotinoide sind vor allem für die Farbgebung der Pflanzen verantwortlich. Übrigens auch bei Tieren: Es gibt eine ganze Reihe von Vogelarten, deren Gelbfärbung via Nahrungsaufnahme der entsprechenden Pflanzen herrührt – beispielsweise Schafsstelze, Pirol oder Blaumeise: Fehlt in deren Nahrung dieser Stoff, werden sie bei der nächsten Mauser weiß.

So gut wie alle gelb-roten Obst- und Gemüsesorten enthalten Carotinoide. In der Roten Bete kommen sie als Provitamin A (siehe oben) vor. Carotinoide sind fettlöslich: Das heißt, unser Körper kann sie besser verwerten, wenn wir zum Gemüse etwas Fetthaltiges essen – z. B. Nüsse zu einem Rote-Bete-Salat. Carotinoide zeigen bessere Wirkung, wenn man sie nicht roh, sondern gekocht verzehrt.

## Flavonoide

Die kräftige Farbe der Roten Beten kommt vom hohen Gehalt an Betanin (»Betenrot«), das zur Gruppe der Betacyanine gehört (bei den Gelben Beten heißt der natürliche Farbstoff Betaxanthin). Diese stickstoffhaltigen Pflanzenstoffe sind wohl die Hauptursache für die vielfältigen Heilwirkungen der Roten Bete. Forscher vermuten, dass Flavonoide maligne, also bösartige Zellveränderungen hemmen können. Sie verringern außerdem die Giftwirkung von Antibiotika, Arsen, Bakteriengiften und Blei.

Betanin gehört bei den sekundären Pflanzenstoffen zur Untergruppe der Polyphenole, und das sind wahre Wundermittel: Sie stärken das Immunsystem, schützen vor Krebs und wirken positiv auf die Blutgerinnung. Sie spielen eine wichtige Rolle für alle wesentlichen biologischen und physiologischen Funktionen: Sie übertragen Wasserstoff und sind so an den Oxidationsvorgängen in der Zelle beteiligt. Das heißt: Sie aktivieren die Zellatmung. Außerdem wirken sie als Antioxidans und verhindern die Zerstörung des Vitamin C durch Sauerstoff.

**Natürliches Färbemittel**
Schon von alters her ist der Saft der Roten Bete Färbemittel vor allem für Stoffe wie Wolle und Leinen, später auch Baumwolle gewesen. Und für Lebensmittel – das ist heute noch so: Betanin gilt unter der Kennnummer E 162 als unbedenklich und wird daher auch von der Industrie eingesetzt – z. B. für Marmeladen und Süßspeisen. Naturbelassene »Bio«-Nahrungsmittel wie etwa Pasta-Sorten in Italien oder Gummibärchen färbt man gern mit Rote-Bete-Saft ein, auch bei Erdbeereis und Waldfruchtjoghurt kann man ihn zusetzen. Wer Ostereier bemalt, kennt den Farbtrick sowieso: Die Eier werden leuchtend rot, wenn man sie in Rote-Bete-Saft gart. Selbst bei der hauseigenen Seifenherstellung spielt Betanin eine Rolle: Verleiht es doch selbst gemachten Seifen eine ansprechende Farbe. Hersteller für vegane Kosmetik verwenden Rote-Bete-Extrakt als Färbemittel für Rouge.

- Wer Rote Bete isst – ob als Rohkost oder gekocht – oder Rote-Bete-Saft trinkt, sollte übrigens am nächsten Morgen auf der Toilette keine Panik bekommen: Rote Bete färben auch Darminhalt und Urin!

### Saponine

Bitterstoffe in Pflanzen nennt man Saponine. Auch sie gehören zu den sekundären Pflanzenstoffen. Sie kommen besonders in nährstoffreichem Gewebe wie Wurzeln, Knollen und Blättern vor. Fast jeder kennt etwa Solanin, ein schwach giftiges Saponin, das in Nachtschattengewächsen wie Kartoffeln und Tomaten vorkommt. Saponine gelten als gesundheitsschädigend. Heute allerdings weiß man durch intensive Forschungen, dass geringe Mengen, wie sie beispielsweise in Roter Bete vorkommen, gesundheitsfördernd sind. Ihre negative Seite zeigt sich darin, dass Saponine hämolytisch wirken: Sie bauen also rote Blutkörperchen ab. Allerdings wird diese »Aktion« durch das Kochen sehr eingeschränkt, und man müsste im Übrigen täglich eine gewaltige Menge an Saponinen zu sich nehmen, um die Gesundheit tatsächlich zu gefährden. Unser Körper nimmt jedoch nur wenig an Saponinen auf, und im Darm werden sie schnell abgebaut. Dennoch zeigen sie sich positiv: Sie bauen Cholesterin ab, wirken gegen Entzündungen und beugen Krebs vor.

### Fett, Eiweiß und Kohlenhydrate

Die Energie, die der Körper braucht, um zu funktionieren, beziehen wir aus der Verbrennung der drei Nährstoffe Eiweiß, Fett und Kohlenhydrate. Die dabei entstehende Wärme misst man in Kalorien bzw. in Joule. Fett ist in der Roten Bete kaum enthalten (auf 100 Gramm nur 0,1 Gramm), dafür aber Eiweiß (1,53 Gramm).

Kohlenhydrate sind die echten Energielieferanten unseres Körpers, sozusagen der Treibstoff für Muskel- und Gehirnarbeit. Ohne sie kann unsere Leber nicht arbeiten und Fette aufspalten. Sie sind lebenswichtig, weil überhaupt mit ihrer Hilfe erst bestimmte Mineralstoffe ins Blut transportiert werden. Kohlenhydrat ist aber nicht gleich Kohlenhydrat. Es gibt »gute« und »schlechte« Kohlenhydrate. Die »guten« Kohlenhydrate werden langsam im Körper abgebaut und in Zucker umgewandelt. Ihre Verdauung geht also langsamer vonstatten, da sie nicht so schnell ins Blut schießen. Das Gefühl der Sättigung hält länger vor. Solche Kohlenhydrate finden sich vor allem in Vollkornprodukten sowie Obst und Gemüse. Natürlich auch in der Roten Bete: In 100 Gramm sind 8,38 Gramm enthalten.

## Ballaststoffe

Unter Ballaststoffen versteht man unverdauliche Bestandteile unserer Nahrung, die in den unbehandelten kohlenhydratreichen Lebensmitteln enthalten sind. Ballaststoffe haben viele Vorteile:

- Sie enthalten keine Kalorien.
- Sie umhüllen die Nährstoffe und schützen sie.
- Sie sorgen dafür, dass der Stoffwechsel und somit die natürliche Verdauung angeregt wird. Denn: Sie kommen fast unverdaut bis zum Dickdarm.
- Sie regen die Durchblutung des Zahnfleisches an, denn bei einer ballaststoffreichen Nahrung muss man einfach mehr kauen.

- Sie nehmen Flüssigkeit im Dickdarm auf und somit auch schädliche Stoffe, die dann mit ausgeschieden werden.

In 100 Gramm Roter Bete sind 2,3 Gramm Ballaststoffe enthalten.

## Vorsicht! Oxalsäure und Nitrate

Zwei eher negative Inhaltsstoffe gibt es in Roten Beten allerdings auch: Das Gemüse ist reich an Oxalsäure und Nitrat (und dessen Gehalt hängt von Boden und Klima sowie der Düngung ab).

### Oxalsäure fördert Harnstein

Vor allem in den Blättern der Roten Beten ist Oxalsäure enthalten. Allerdings gibt es sehr schwankende Angaben: Zwischen 72 und 340 Milligramm auf 100 Gramm sollen an Oxalsäure in Roter Bete gemessen worden sein. Oxalsäure bindet Kalzium und kann daher die Bildung vom Harnstein fördern. Das zweite Manko von Oxalsäure: Sie erschwert die Aufnahme von Eisen im Darm. Wer also unter Eisenmangel leidet, sollte Rote Bete mit Bedacht genießen. Ganz darauf verzichten aber muss niemand.

### Nitrate – Gefahr beim Wieder-Aufwärmen

Rote Beten rechnet man zu den an Nitrat reichen Gemüsen. Die Knolle kann Nitrate besonders gut speichern. Messungen ergaben Nitratwerte zwischen 1000 bis 4000 Milligramm pro Kilo Roter Bete. Man sollte allerdings wissen, dass der Nitratgehalt vom Boden, der Düngung und auch vom Klima abhängig ist. Deshalb meidet man am besten Glashausware – die ist meist extra noch mit Stickstoff gedüngt. Das Gemüse zeigt dann stets höhere Nitratwerte. Freilandgemüse dagegen kann man meist unbedenklich kaufen.

Zwar ist Nitrat ein wichtiger Pflanzennährstoff. Bei mehrmaligem Erhitzen oder langem Warmhalten jedoch bildet sich aus Nitrat ein anderer Stoff, nämlich Nitrit. Vor allem für Kleinkinder ist das kritisch: Hohe Nitrat- bzw. Nitritaufnahme bei Säuglingen stört den Sauerstofftransport durch die roten Blutkörperchen. Prinzipiell stehen Nitrosamine, die aus Nitrit entstehen, unter dem Verdacht, dass sie Krebs verursachen. Deshalb sollte man Rote Bete (genau wie Spinat oder Mangold) nur einmal erhitzen und nicht für längere Zeit warm halten. Wer allerdings (dazu mehr im Rezeptteil) gleichzeitig mit den Roten Beten Lebensmittel mit hohem Vitamin-C-Gehalt verarbeitet, kann die Verwandlung von Nitrat in Nitrit verhindern. Etwas Zitronensaft reicht da schon aus.

---

**Erntetrick gegen hohen Nitratgehalt**
Sonneneinstrahlung baut Nitrat ab. Bei besonders schönem Wetter werden Rote Beten also weniger Nitrate einlagern. Beete sollte man eher an sonnigen Plätzen und nicht im Halbschatten oder Schatten anlegen. Wer selbst Rote Rüben anbaut, kann außerdem bei der Ernte auf einen kleinen Trick zurückgreifen, um den Nitratgehalt entscheidend zu verringern: Man hebt die Rüben morgens mit einer Grabegabel etwas an, ohne alle Wurzeln abzureißen, und erntet die Roten

---

Beten erst am späten Nachmittag endgültig. Danach enthalten sie deutlich weniger Nitrate. Das ist kein Aberglaube, sondern wurde durch exakte Messungen nachgewiesen.

## Auf einen Blick: die Inhaltsstoffe der Roten Bete

| Stoff | in 100 Gramm Rote Bete |
|---|---|
| **Vitamine** | |
| Vitamin B1 (oder: Thiamin) | 0,031 Milligramm |
| Vitamin B2 (oder: Riboflavin) | 0,042 Milligramm |
| Niacin | 0,334 Milligramm |
| Pantothensäure | 0,155 Milligramm |
| Vitamin B6 (oder: Pyridoxin) | 0,067 Milligramm |
| Biotin | 0,0001 Milligramm |
| Folsäure | 0,109 Milligramm |
| Cholin | 6 Milligramm |
| Vitamin K (oder: Phyllochinon) | 0,002 Milligramm |
| Vitamin C (oder: Ascorbinsäure) | 4,9 Milligramm |
| Vitamin E (oder: Tocopherol) | 0,047 Milligramm |
| Provitamin A (Carotine) | 0,02 Milligramm |
| **Mineralstoffe und Spurenelemente** | |
| Kalzium | 16 Milligramm |
| Natrium | 78 Milligramm |

| Kalium | 325 Milligramm |
|---|---|
| Phosphor | 40 Milligramm |
| Eisen | 0,8 Milligramm |
| Magnesium | 23 Milligramm |
| Zink | 0,35 Milligramm |
| Kupfer | 0,075 Milligramm |
| Mangan | 0,329 Milligramm |
| Selen | 0,007 Milligramm |
| Jod | 0,004 Milligramm |
| Schwefel | 16 Milligramm |
| **Nährwerte** | |
| Kohlenhydrate | 9,56 Gramm |
| Fett | 0,17 Gramm |
| Proteine | 1,61 Gramm |
| Ballaststoffe | 2,8 Gramm |
| Zucker | 6,76 Gramm |
| Wasser | 87,58 Gramm |
| Aminosäuren | 1,16 Gramm |
| **Sekundäre Pflanzenstoffe** | |
| Betaine | 128,7 Milligramm |
| Beta-Carotin | 0,020 Milligramm |
| Phytosterole | 25 Milligramm |
| **Andere** | |
| Oxalsäure | 72–340 Milligramm |
| Nitrat | 100–400 Milligramm |

# Kapitel 3: Gesund bleiben – gesund werden

»Eure Nahrungsmittel sollen eure Heilmittel sein!« Dies empfahl vor fast 2500 Jahren Griechenlands berühmtester Arzt Hippokrates (um 460–377 v. Chr.). Er war der festen Überzeugung, dass Lebensmittel nicht nur alle lebensnotwendigen Nährstoffe enthalten – also Eiweiß, Fett, Kohlenhydrate –, sondern zusätzlich Substanzen, die unseren Körper bei der Abwehr von Krankheiten unterstützen. Der »Vater der Heilkunde« hatte recht. Rote Beten sind ein wahres Powergemüse, das zeigen allein schon ihre Inhaltsstoffe wie Vitamine und Mineralstoffe. Die sind zwar erst in neuerer Zeit nachgewiesen und erforscht worden. Aber bereits in längst vergangenen Zeiten galt die Pflanze als gesundheitsfördernd und Heilung bringend.

## Heilpflanze aus alten Zeiten

Schon Hippokrates beschrieb die Bedeutung Roter Beten für die Gesundheit. Der griechische Arzt Pedanios Dioskurides aus dem ersten Jahrhundert vor Christus, der als Militärarzt unter den römischen Kaisern Claudius und Nero diente und als berühmtester Pharmakologe des Altertums gilt, soll eingesäuerte Rote Bete bei Hautentzündungen und Infektionskrankheiten verordnet haben. Rote Rüben also waren schon in der Antike ein bekanntes und wichtiges Heilmittel. Allerdings ganz sicher nicht die Knolle, wie wir sie heute kennen, denn die wurde erst wesentlich später »entdeckt« und weitergezüchtet, nämlich ab dem 13. Jahrhundert. Man verwendete in alter Zeit vielmehr ausnahmslos die Blätter. Wir wissen mittlerweile: auch dies zu Recht. Denn im Blattwerk, die bei uns oft noch im Kompost oder sogar Abfalleimer landen, steckt viel Power für unsere Gesundheit.

Mit dem Untergang der Antike gingen viele dieser wertvollen Erfahrungen verloren. Erst lange nach dem Ende des römischen Reiches, im Jahr 1540, liest man bei Paracelsus, dass er Rote Beten bei Blutkrankheiten und zur Steigerung der Abwehrkräfte pries. Es dauerte jedoch bis zum Anfang des 20. Jahrhunderts, dass die Knolle bei Schwächezuständen von einigen deutschen Ärzten verordnet wurde, und erst in den vergangenen Jahrzehnten haben Forschung und Wissenschaft viele der Inhaltsstoffe der Roten Bete und ihre Wirkungen auf unseren Organismus nachgewiesen.

**Rote Bete in Chinas Volksheilkunde**
In der Traditionellen Chinesischen Medizin (TCM) spielt Rote Bete eine wichtige Rolle. In der seit mehr als 4000 Jahren überlieferten Heilkunde wurde der Pflanze Folgendes zugeordnet:
Bei den Organkreisen
- Milz und Magen sowie Leber und Gallenblase – also im Großen und Ganzen die Verdauung
- Herz und Dünndarm

In der Heilwirkung

- blutaufbauend – und deshalb verordnet man in der TCM Rote Bete bei Blässe, Müdigkeit, Konzentrationsmangel, brüchigen und dünnen Haaren/Fingernägeln
- absenkend und ausleitend – deshalb bei Verstopfung und Völlegefühl sowie Sodbrennen
- Feuchtigkeit auflösend und ausleitend – deshalb bei Übergewicht und gegen die Bildung von Geschwülsten

Die Überlieferung besagt außerdem, dass Rote Beten in der Nahrungsqualität »neutral« sind. Man sollte sie vor allem morgens und mittags essen und außerdem regelmäßig, also nicht nur bei bestimmten Beschwerden. Lediglich abends meidet man Rote Beten besser, denn der leicht bittere Geschmack wirkt ausleitend und begünstigt so den nächtlichen (unerwünschten) Gang auf Toilette.

Interessant ist, dass sich etliches der alt-überlieferten Volksheilkunde Chinas mittlerweile westlich-wissenschaftlich nachweisen lässt und die Roten Beten auch bei uns zu ähnlichen Zwecken »verordnet« werden. Von Hippokrates' »Eure Nahrungsmittel sollen eure Heilmittel sein!« über Ludwig Feuerbachs »Man ist, was man isst« bis zu unserem heutigen Grundsatz »Richtig essen erhält die Gesundheit – falsch essen macht krank« gibt es also im Grunde keine großen Unterschiede.

### Saft, Knolle oder Blätter?

Bei vielen Beschwerden und Krankheiten wird dazu geraten, Rote Beten nicht nur zu essen, sondern besser als Saft zu trinken. Aber nicht jeder kann mit dem süßlich erdigen Geschmack der Roten Beten etwas anfangen. Manch einem widersteht das Aroma regelrecht. Da in den Blättern der Roten Bete viele gesunde Inhaltsstoffe zu finden sind – sogar Betanin, denn bei manchen Sorten sind die Blätter »rot überlaufen« –, kann man sich auch mit den Blättern etwas Gutes tun. Vitalstoffe wie Kalzium, Magnesium und die Vitamine A, C und K sind im Grün der Roten Bete sogar reichlicher vorhanden als in der Knolle. Man bereitet die Blätter wie Spinat oder Mangold zu, kann sie sogar roh als Salat verspeisen. Der Geschmack ist völlig anders als bei der Knolle, und man kann selbstverständlich auch mit Knoblauch oder Zwiebeln andere Aromen erzielen.

**Wer den Geschmack nicht mag...**
Ein kleiner Trick macht den Geschmack des Saftes weniger »typisch Rote Bete«: Das erdige Aroma verschwindet praktisch ganz, wenn man dem Saft Rotwein zugibt, vielleicht ein rohes Ei damit verquirlt und das Ganze pikant würzt: mit Salz und Pfeffer, mit frisch geriebenem Meerrettich oder anderen Gewürzaromen, die man mag.

**Rote Bete als Pulver, Granulat oder Kapsel**
Zwar kann wohl kaum etwas das frische Gemüse ersetzen. Dennoch gibt es mittlerweile in Apotheken Rote Bete als Pulver und sogar in Kapselform – für all jene, die dem Geschmack so wenig abgewinnen können, dass sie selbst mit dem »Saft-Trick« nicht zu überzeugen sind.

Rote-Bete-Pulver wird meist aus milchsauer vergorener und dann schonend gefriergetrockneter Roter Bete hergestellt. Man versetzt das Ganze zusätzlich mit Fruktose und Vitamin C – nicht nur aus Gründen des Geschmacks. Fruktose – also Fruchtzucker – unterstützt die Entgiftung und die Leberfunktion, Vitamin C ist – weil unser Körper es nicht selbst herstellen kann – nicht nur ein Allround-Biostoff. Im besonderen Fall der Roten Beten verhindert es auch die Umwandlung von Nitrat in Nitrit. Bei frischer Roter Bete kann es zu Nitratgehalten von bis zu drei Gramm pro Kilo kommen. Bei Rote-Bete-Pulvern ist der Nitratbestandteil wesentlich geringer: umgerechnet unter 0,9 Gramm pro Kilo der Frischware. 100 Gramm des Granulats entsprechen dem Saft von gut einem Kilo frischer Roter Bete; ein Teelöffel (etwa vier bis fünf Gramm) enthält die empfohlene Tagesdosis an wertvollen Biostoffen.

Neben dem Geschmack ist ein weiterer Vorteil des Rote-Bete-Pulvers, dass man es vielseitig verwenden kann – nicht nur in Wasser eingestreut als Gesundheitsdrink. Alternativ gibt man es zu Obstsaft, Milch oder Trinkjoghurt, zu Müsli und anderen Speisen.

**Die Rote Bete und ihre fabelhaften Biostoffe für Gesundheit, Fitness und Wohlbefinden**
**Die Vitamine der B-Gruppe**
- helfen beim Wechselspiel zwischen Hirn, Nerven und Muskeln
- sind lebenswichtig für den Körperstoffwechsel
- sorgen für die Bereitstellung wichtiger Enzyme
- fördern den Energiestoffwechsel in unseren Zellen
- kräftigen das Immunsystem
- verleihen mehr Energie und Power

- bauen das Zellkern-Eiweiß auf und helfen bei der Entwicklung roter und weißer Blutkörperchen
- schützen unsere Nerven, unsere Leber und Galle

**Vitamin K**
- stoppt Blutungen

**Die Vitamine C, E und Provitamin A**
- sind Antioxidantien
- beugen Herz-Kreislauf-Erkrankungen vor
- stärken die Herztätigkeit und den Kreislauf

**Mineralien und Spurenelemente**
- sind wichtig für die Muskelbildung und den Fett- und den Eiweißstoffwechsel
- festigen unsere Knochen
- regulieren den Wasserhaushalt und den Stoffwechsel
- speichern Energie im Körper bereit
- versorgen das Blut mit Sauerstoff
- sind Bausteine für Haut und Haare, Zähne und Knochen
- helfen bei der Eisenaufnahme im Magen-Darm-Trakt
- schützen vor Krebs und Herzinfarkt
- sorgen dafür, dass unsere Schilddrüse richtig arbeitet

**Sekundäre Pflanzenstoffe**
- hemmen bösartige Zellveränderungen, verringern negative Wirkungen von Antibiotika, Arsen, Blei und Bakteriengiften
- schützen vor Krebs
- wirken positiv auf die Blutgerinnung und gegen Entzündungen
- sind wichtig für alle grundlegenden biologischen und physiologischen Funktionen
- helfen beim Cholesterinabbau

## Das Immunsystem stärken

Ist das Immunsystem geschwächt, können leicht Krankheitserreger in den Körper gelangen. Die Zeit der Ansteckung reicht von einem Tag bis zu drei Wochen, seltener sogar bis zu zwei Monaten. Wer fit durch den Winter kommen und sich nicht ständig Erkältungen einfangen möchte, muss deshalb sein Immunsystem stärken. Dafür sind Rote Beten ein hervorragendes Mittel. Unsere Vorfahren wussten das zwar nicht »wissenschaftlich«, aber vielleicht instinktiv: Rüben und damit auch Rote Beten waren ja früher das typische Wintergemüse, das man bestens bis ins Frühjahr hinein einlagern konnte. Sogar auf See wurden Rote Beten verwendet: Sie gehören nämlich in das typische Seefahrergericht Labskaus.

Wer sein Immunsystem auf Vordermann bringen will, sollte Rote Bete am besten roh zu sich nehmen:

- als Salat: gehobelt und dann mit Zitronen- oder Orangensaft oder auch einem Beerenessig verfeinert: Das sorgt für ein fein-säuerliches Aroma, dass den möglicherweise ungeliebten erdigen Geschmack überdeckt.
- als Saft: Dabei sollte man wenigstens auf Produkte aus dem Reformhaus oder Bioladen zurückgreifen. Noch besser ist es, das Gemüse selbst zu entsaften. Die Anschaffung eines Entsafters lohnt sich bei der allgemeinen empfohlenen Tagesdosis für Gesundheit und Wohlbefinden durchaus. Bitte beim Kauf darauf achten, dass der Entsafter nicht wie eine Zentrifuge arbeitet, sondern ein Presssystem mit Walzen hat. Damit lassen sich nämlich auch die äußerst gesunden Blätter der Roten Bete zu Saft verarbeiten.

## Saftkuren für die nasskalte Jahreszeit

Ganz allgemein abwehrstärkend ist Rote-Bete-Saft pur. Wer sich an den Geschmack nur schwer gewöhnt, kann das Ganze mit Zitronen- oder Orangensaft aufpeppen – und erzielt dabei doppelte Wirkung: Denn das Vitamin C im Zitronensaft sorgt dafür, dass Nitrat in der Roten Bete sich nicht zu Nitrit umwandelt. Ernährungsexperten empfehlen nun allerdings nicht, Rote-Bete-Saft gleich literweise zu trinken.

Gesünder und anhaltender ist die Wirkung, wenn man eine Saftkur macht. Dabei trinkt man etwa einen halben Liter Rote-Bete-Saft am Tag, über einen Zeitraum von etwa drei Wochen. Eine Alternative ist es, ganz einfach Rote-Bete-Gerichte gerade zu Beginn der nasskalten Jahreszeit mindestens ein- bis zweimal pro Woche zu genießen. Das muss dann nicht immer Rohkost sein, man kann durchaus variieren und die Roten Beten gedünstet, gebacken oder sogar getrocknet als Chips genießen. Es sind so viele gesunde Stoffe in der Roten Rübe enthalten, dass unser Immunsystem rundherum versorgt wird.

Zur Vorbeugung von Infektionskrankheiten und zur Stärkung des Immunsystems helfen diese Saftmischungen:

## Rote-Bete-Möhren-Knoblauch-Saft

**Zutaten:**

1 kleine Knolle Rote Bete
10 Mohrrüben
5 Kohlblätter
2 Knoblauchzehen

**Zubereitung:**

Das Gemüse säuern und wenn nötig schälen und danach grob zerkleinert in den Entsafter geben. Am besten vor den Mahlzeiten trinken, mindestens dreimal täglich 50 Milliliter. Zeigen sich bereits die ersten Anzeichen einer Erkältung, so verdoppelt oder verdreifacht man diese Trinkmenge.

## Apfel-Möhren-Rote-Bete-Saft

**Zutaten:**

1 Apfel

4 Mohrrüben

½ Rote Bete

1 Handvoll Petersilie

**Zubereitung:**

Die Möhren nach dem Säubern in Stücke schneiden, den Apfel und die Rote Bete in schmale Scheiben. Alles im Entsafter auspressen.

Sehr wirkungsvoll zur Stärkung des Immunsystems ist auch eine Saftmischung zu gleichen Teilen aus Roten Beten, Karotten und Tomaten. Diese Mischung trinkt man am besten als Kur: ½ Liter täglich, über den Zeitraum vom mehreren Wochen.

## Entgiften und heilen, entsäuern und reinigen

Rote Beten helfen bestens bei jeder Art innerer Reinigung unseres Körpers. Durch unsere oft falsche Ernährung sind wir meist völlig übersäuert. Dagegen kann man mit Roter Bete ebenfalls gut gegensteuern. Durch den hohen Gehalt an Vitaminen des B-Komplexes, an

Kalium, Eisen und vor allem Folsäure sind sie beinahe perfekt für die basische Küche. Auch die Reinigung des Darmes geschieht rascher und gründlicher, wenn man sie mit Roter Bete unterstützt. Dazu trinkt man täglich (maximal einen halben Liter) frischen Saft aus den Knollen und Blättern. Das sorgt als praktische »Nebenwirkung« dafür, dass sich ganz allgemein die körperliche Widerstandskraft steigert: So manches Zipperlein verschwindet dann von selbst. Als kräftigender Saft empfiehlt sich dann diese Mischung:

**Zutaten:**
½ Rote Bete mit dem Blattgrün
6 Karotten
3 Petersilienstängel

**Zubereitung:**
Die Karotten nach dem Säubern zerkleinern, genauso die Roten Beten. Alle Zutaten im Entsafter auspressen.

Wer seinen Körper richtig entsäuern will, kann dies mit einer Suppenkur tun. Dabei isst man eine »Basensuppe«, die ausschließlich aus Gemüse besteht. Sie sollte neben Roten Beten Zwiebeln, Petersilienwurzel, Sellerie, Weißkohl und Lauch enthalten, als Gewürze Lorbeer und Basilikum.

**Zubereitung:**
Man setzt das gewürfelte Gemüse in kaltem Wasser auf, bringt es zum Kochen und lässt alles auf kleiner Flamme zwei Stunden köcheln. So lösen sich alle Mineralstoffe ins Wasser, und man gewinnt eine entsäuernde Brühe, die man über den Tag verteilt trinkt. Über vier bis sechs Wochen bereitet man die

Suppe täglich frisch zu, um guten und anhaltenden Erfolg zu erzielen.

## Vergorene Rote Bete als Allroundmittel

Man kann Rote Bete auch vergären. Dazu werden frische Knollen in Scheiben geschnitten und danach in ein irdenes Gefäß gelegt (ähnlich wie man es mit Sauerkraut macht). Nun salzt man sie (etwa zehn Gramm Salz pro Kilo Gemüse), übergießt sie mit Wasser (es muss die Rote Bete fingerbreit bedecken) und lässt sie bei Raumtemperatur eine gute Woche lang stehen. Vorsicht: Rote Beten gären sehr rasch, deshalb darf man das Gefäß keinesfalls bis oben hin füllen und fest verschließen. Besser einen Deckel darauf setzen, den man zwar beschwert (etwa mit einem Stein), aber so, dass er sich durch die entstehenden Gärprozesse heben kann. Nach gut einer Woche seiht man die entstandene süßsaure Brühe ab und trinkt jeden Tag ein Schnapsgläschen davon.

Bei dieser milchsauren Vergärung – so der Fachbegriff – verwandelt sich der in den Roten Beten enthaltene Zucker in Milchsäure (teilweise auch in Essigsäure) – das verhindert, dass Keime entstehen und das Ganze verdirbt. Bei dieser Methode werden die Inhaltsstoffe geschont, die Quantität mancher Vitamine steigt dabei sogar an.

## Dem Darm Gutes tun

Wer unter Durchfall leidet, sollte Speisen zu sich nehmen, die antibakterielle Wirkstoffe enthalten und die an den Darmwänden befindlichen Giftstoffe aufsaugen. Rote Beten sind da geradezu optimal: Diese Saftmischung, über eine Woche lang täglich 200 Milliliter getrunken, beseitigt erhöhte Darmempfindlichkeit.

**Zutaten:**

1 Rote Bete

10 Karotten

2 Äpfel

2 cm Ingwerwurzel

### Schutz für Leber und Galle

Betanin – der Farbstoff in den Roten Beten – sorgt dafür, dass die Funktion der Zellen in unserer Leber problemlos abläuft. Außerdem ist dieser sekundäre Pflanzenstoff sozusagen Garant dafür, dass die Gallenblase reibungslos arbeitet: Beides ist unerlässlich nicht nur für eine problemlose Verdauung, sondern auch dafür, dass der Organismus alle Endprodukte des Stoffwechsels und auch alle Toxine komplett und rasch ausscheiden kann.

### In der Schwangerschaft

Rote Beten sind sehr reich an Folsäure. Viele Schwangere leiden unter einem Mangel an diesem Biostoff – dabei ist er vor allem deshalb wichtig, weil der Körper ihn für die Produktion neuer Zellen dringend braucht. Bei einem großen Mangel an Folsäure kann es zu großen Schädigungen des Fötus kommen (im schlimmsten Fall zu Lippen-Gaumen-Spalten oder einem sogenannten »offenen Rücken«). Die Schwangere sollte deshalb in der Ernährung auf Nahrungsmittel achten, die besonders viel Folsäure enthalten. Rote Beten zählen zweifellos dazu.

**Bessere Heilung von Verletzungen und Wunden**

Ob nach einer Verletzung oder einer Operation: Manchmal heilen Wunden nur langsam. Auch in solchen Fällen hilft Folsäure, dass alles besser und schneller zusammenwächst. Ganz besonders gut auf den regelmäßigen Verzehr von Roten Beten reagieren Hautprobleme wie etwa Furunkeln oder Abszesse. Bete-Saft reinigt den Körper und lässt selbst Akne verschwinden. Man trinkt als Kur täglich ein bis zwei kleine Gläser, bis alles gut abgeheilt ist.

## Schutz für Herz und Gefäße

Herz-Kreislauf-Erkrankungen sind in Deutschland die häufigste Todesursache. Dagegen kann man mit der richtigen Ernährung (und natürlich sportlicher Betätigung) vorbeugen und so sein Herz und die Blutgefäße schützen. Betain – das Oxidationsprodukt von Cholin und in der Roten Bete vorkommend – ist ein echtes Wundermittel. Es kann den Homocysteinspiegel senken. Zu viel Homocystein nämlich kann die Gefäßwände schädigen und die Neigung zu Thrombosen erhöhen. Wer Patient mit koronarer Herzerkrankung ist, hat stets ein höheres Herzinfarkt-Risiko. »Schuld« an einem erhöhten Homocysteinspiegel ist unter anderem ein Mangel an Vitamin B, und da vor allem von Folsäure. Das regelmäßige Essen von Roter Bete als Gemüse und Salat oder das Trinken von Rote-Bete-Saft vermindert diese Gefahr. Denn Rote Beten enthalten sowohl Folsäure wie auch einige andere B-Vitamine.

**Vorsorge gegen Schlaganfall**

Bei einem Schlaganfall kommt es zu einer »Verstopfung« der Gefäße, allerdings nicht im Herzen und den Herzkranzgefäßen, sondern im Gehirn. Mittlerweile vermutet man sogar, dass ein zu hoher Homocysteinspiegel solche Krankheiten wie Alzheimer und Parkinson begünstigt. In einer Studie wurde von Altersforschern nachgewiesen, dass der regelmäßige Genuss von Rote-Bete-Saft die Durchblutung des Gehirns deutlich verbessert. Möglicherweise ist man da also einem Schutz vor Altersdemenz auf die Spur gekommen. Zu hoher Blutdruck kann ebenfalls einen Schlaganfall auslösen.

**Blutdruck senken**

Es ist erschreckend, aber die Zahlen der Deutschen Gesellschaft für Hypertonie und Prävention sprechen eine deutliche Sprache: Bluthochdruck ist weltweit der Risikofaktor Nummer eins für Herz-Kreislauf-Erkrankungen. 25 Prozent der Erwachsenen leiden unter Bluthochdruck, bis zum Jahr 2025 soll diese Zahl auf 29 Prozent steigen – das ist fast jeder Dritte. Bei uns in Deutschland haben 35 Millionen Hypertonie – aber nur etwa jeder Zweite weiß überhaupt davon. Und von diesen Betroffenen, also jenen, die Kenntnis von ihrem Leiden haben, lassen sich nur etwa 40 Prozent überhaupt behandeln. Nur fünf Prozent – das sind 1,75 Millionen Bundesbürger – werden therapeutisch so eingestellt, dass sie gute Blutdruckwerte aufweisen.

Nicht alle Kranken müssen unbedingt medikamentös behandelt werden – in vielen Fällen reicht es bereits aus, sich vernünftig und ausgewogen zu ernähren und ein wenig Sport zu treiben. Studien haben gezeigt, dass Rote Beten auch bei Hypertonikern wunderbar wirken. An der

*Barts and The London, School of Medicine and Dentistry* wurde festgestellt, dass etwa ein halber Liter Saft täglich den Blutdruck auf Dauer senkt und weiterhin in der Balance, also im Normbereich hält. Nach einer kurzen Zeitspanne war eine deutliche Absenkung messbar, nachdem die Probanden einen halben Liter Rote-Bete-Saft getrunken hatten. Etwa drei bis vier Stunden später war der Effekt am größten, aber das Erstaunliche ist: Die Blutdruckwerte hielten sich stabil, und zwar bis zu 24 Stunden, nachdem sie den Saft zu sich genommen hatten.

**Nitrit senkt den Blutdruck**

Selbst das als eher ungesund bekannte Nitrat übrigens hilft gegen Bluthochdruck: Das stellte sich in einer ganz neuen Studie aus dem Jahr 2013 an der *Queen Mary University* in London heraus. Pharmakologen entdeckten, dass Nitrat im Speichel von Bakterien zwar zu Nitrit umgewandelt wird. Beim Schlucken gelangt dieser Speichel in den Magen und wird dort entweder umgewandelt – zu Stickoxid – oder gelangt als Nitrit wieder in den Blutkreislauf. Die Forscher wiesen in mehreren Studien nach: Der Blutdruck war stets dann am niedrigsten, wenn der Nitritspiegel im Kreislauf am höchsten war.

Beim Experiment mit Hypertonikern wurde die Menge des Rote-Bete-Saftes so gewählt, dass der Nitritgehalt im Blut um etwa die Hälfte anstieg. Bei Probanden mit normalen Werten hatte dies in früheren Studien keine Wirkung gezeigt – wohl aber jetzt bei den Hochdruckpatienten. Der Rückgang war zwischen drei und sechs Stunden nach dem Trinkgenuss am höchsten und hielt auch hier für etwa 24 Stunden an. Beide Werte –

systolischer wie diastolischer – wurden eindeutig niedriger. Das Fazit der Studie ist klar – und es ist eine gute Nachricht für alle Hochdruckpatienten, aber auch solche Menschen, die sich gesund ernähren und Hypertonie vorbeugen wollen: Rote Bete ist ein Wundergemüse, mit dem man sich tatsächlich vor Bluthochdruck mit all seinen Risiken schützen kann. Zwei Gläser – ein halber Liter – frisch gepresster Saft täglich reichen dafür aus.

**Vorsorge gegen Krebs**

Mit einer einzigen anomalen Zelle fängt das Unheil an: Krebs beginnt im Kleinen und beginnt dann zu wuchern. Die Ursachen dafür sind vielfältig und bei Weitem noch nicht erforscht: Es mag genetische »Fehler« geben, bei denen bestimmte Krebsarten schon in der DNA festliegen; man weiß heute auch, dass zahlreiche Umweltgifte zu Krebs führen, genauso wie Nikotingenuss, bestimmte ungesunde Nahrungsmittel oder Strahlung, etwa nach einem Reaktorunfall. Es gibt in der Natur jedoch Stoffe, die Krebszellen am ungehinderten Wachstum hindern, sie stoppen oder sogar zur Rückbildung beitragen.

Nach Berichten des amerikanischen *National Cancer Institut* gibt es die Erkenntnis, dass etwa ein Drittel aller Krebserkrankungen auf unsere falsche Ernährung zurückzuführen ist. Wir essen zu fett, zu zuckerhaltig, zu viel Cholesterin – und zu wenig an Ballaststoffen, zu wenig an Vitaminen und ungesättigten Fettsäuren.

Bereits 1982 hat eine Expertenrunde in den USA Ernährungsempfehlungen zur Reduzierung des Krebsrisikos erstellt. In denen heißt es: »... dass der Verzehr von bestimmten Gemüsesorten, insbesondere karotinreicher Gemüsesorten, mit einem verminderten Auftreten von Krebs bestimmter Organe beim Menschen in Verbindung steht«. Der *World Cancer Research Fund (WCRF)* und das *American Institute on Cancer Research (AICR)* haben 1997 einen umfassenden Bericht über die Möglichkeiten der Krebsvorbeugung durch Ernährung veröffentlicht. Sekundäre Pflanzenstoffe senken danach deutlich das Risiko bei Tumoren in der Mundhöhle und in Rachen, Speiseröhre, Lunge und Magen. Wer viel Gemüse isst, bleibt eher von Darmkrebs verschont. Als wahrscheinlich sieht der Bericht an, dass reichlicher Obst- und Gemüsekonsum das Risiko für Kehlkopf-, Bauchspeicheldrüsen-, Brust- und Blasenkrebs senkt. Der Grund liegt auf der Hand: Sekundäre Pflanzenstoffe schützen vor Veränderungen der Erbsubstanz (sind also *antigenotisch*), wehren schädliche freie Radikale ab (sind also *antioxidativ*) und wirken positiv auf unser Immunsystem (sind also *immunmodulatorisch*). Selbst hormonell bedingte Krebsarten sind beeinflussbar, denn viele Phytamine wirken auf den Hormonhaushalt ein.

Vitamine – vor allem Vitamin C, aber auch E und A – sind hervorragende Antioxidantien. Das heißt, sie binden freie Radikale, die Körperzellen aggressiv angreifen und zerstören. Heute ist es durch jahrzehntelange Studien und Untersuchungen anerkannt, dass vor allem die Vitamine A, C und E, aber auch sekundäre Pflanzenstoffe wie Flavonoide vor Krebserkrankungen schützen. Obst und Gemüse, und hier vor allem auch die Roten Beten, sind also ein bewährtes und anerkanntes Lebensmittel für die Krebsprophylaxe.

## Behandlung bei Krebs: die Rübentherapie

Phytochemikalien sind jene chemischen Verbindungen in einer Pflanze, die ihr nicht zur Ernährung dienen, sondern die etwa wichtig dafür sind, welche Farbe sie hat, wie sie duftet, welche Insekten sie anlockt und welche eher abstößt. Einige dieser sekundären Pflanzenstoffe sind regelrechte »Waffen«, mit denen Feinde aus dem Tierreich abgehalten werden. Wissenschaftliche Untersuchungen haben gezeigt, dass es eine ganze Reihe solcher Phytochemikalien gibt, die Krebserkrankungen zum Stillstand bringen oder sogar vermindern können. Wer sich also in seiner Ernährung auf Lebensmittel konzentriert, in denen diese Stoffe enthalten sind, kann einer Krebserkrankung nicht nur vorbeugen. Sondern unter Umständen sogar eine Heilung herbeiführen.

Ärzte in der Naturheilkunde kennen die sogenannte »Rübentherapie«: Dabei werden nicht nur die Knollen der Roten Beten, sondern auch ihre Blätter einerseits präventiv gegen Darmkrebs eingesetzt, andererseits auch der Saft aus Knolle und Blättern zur Heilung bei bereits vorhandenen Blutkrankheiten und Leukämie.

Rote Bete und ihre Wirkung wurde schon seit den 1950er Jahren im Hinblick auf Krebstumoren genau untersucht. Die Pflanze kann eine sehr große Menge an Wasserstoffatomen aufnehmen, und das sorgt dafür, dass selbst stark geschädigte Zellen wieder zu funktionieren beginnen. Der Leiter des Krankenhauses in Csorna, Ungarn, Dr. Alexander Ferenczi, hat 1958 festgestellt, dass sich sogar inoperable Tumoren zurückbildeten, wenn die Patienten, allerdings über Monate hinweg, rohe und fein geriebene Rote Beten aßen oder den Saft tranken. Seine Beobachtungen wurden von zahlreichen Ärzten und Forschern bestätigt, es gab allerdings nie eine genaue Untersuchung der Rote-Bete-Krebstherapie. Wer an Krebs erkrankt, wird sich in jedem Fall über alle nur möglichen Behandlungsmethoden informieren – klassische wie Strahlen- und Chemotherapie, aber eben auch über alternative Heilmethoden. Bei solch einer schweren Erkrankung wird man sicher nicht nur einen Arzt befragen und eine Meinung einholen. Sicher ist jedenfalls, dass Rote Beten als Salat, als Gemüse oder Saft gesund sind und keinerlei Nebenwirkungen haben.

## Aus der Hausapotheke

In den alten überlieferten Rezepten der Hausapotheken findet sich so manches Rote-Bete-Rezept. Es mag uns ungewöhnlich vorkommen, aber wer nach dem Grundsatz verfährt »wer heilt, hat recht«, sollte das eine oder andere ausprobieren. Keinesfalls jedoch ersetzt die Hausapotheke den Gang zum Arzt oder Therapeuten.

Bei **Bauchspeicheldrüsenentzündung** soll Rote Bete lindernd wirken. Bitte beachten: Die Entzündung der Bauchspeicheldrüse ist eine ernsthafte Erkrankung, die man auf jeden Fall von einem Arzt behandeln lassen muss. Nach Rücksprache mit ihm können Hausmittel bei einer Therapie jedoch unterstützend wirken.

• Als Kur isst man zwei Wochen lang täglich 200 Gramm gekochte Rote Bete, alternativ kann man täglich frischen (!) 100 Milliliter Rote-Bete-Saft trinken.

**Gegen Knoblauchatem** soll man Rote-Bete-Blätter kauen.

**Bei Heißhunger auf Salz und scharfe Gewürze** hilft ein Saft aus folgenden Zutaten:

| | |
|---|---|
| 100 g Petersilie | 3 Rote-Bete-Blätter |
| 2 cm Ingwer | 1 Knoblauchzehe |
| 1 rohe Kartoffel | 5 Karotten |

- Man trinkt jeweils davon, wenn man das Bedürfnis nach Salzigem oder scharf gewürzten Speisen hat.

**Gegen Husten** soll der »scharfe Saft« helfen:

**Zutaten:**

| | |
|---|---|
| 3 Knoblauchzehen | 2 mittelgroße Knollen Rote |
| 5 Brokkoliröschen | Bete |
| 1 Schote Cayennepfeffer | 2 Äpfel |
| 10 mittelgroße Karotten | |

- Alle Zutaten in den Entsafter geben und über den Tag verteilt vier bis fünf Gläschen davon trinken.

**Gegen heftige Kopfschmerzen** hilft eine Saftkur aus diesen Zutaten:

5 Golden-Delicious-Äpfel

8 Kohlblätter

2 Knollen Rote Bete

- Über den Tag verteilt einen halben bis einen dreiviertel Liter trinken, über einen Zeitraum von drei bis vier Wochen.

**Als Migränemittel** hat sich Gemüsesaft bewährt, und zwar eine Mischung:

| | |
|---|---|
| 300 ml Rote-Bete-Saft | 100 ml Möhrensaft |

| 100 ml Selleriesaft | 2 Esslöffel Kartoffelsaft |
| --- | --- |
| 30 ml Rettichsaft | |

• Dreimal am Tag einen Viertelliter trinken.

**Muskelkrämpfe** werden oft durch Vitaminmangel oder einem Defizit an Mineralstoffen verursacht. Oder sie treten nach längeren Belastungen auf. Eine Saftmischung entspannt und bringt eine Menge Vitalstoffe zurück.

**Zutaten:**

| 10 Mangoldblätter | 10 Karotten |
| --- | --- |
| 3 Stangen Sellerie | 2 Knollen Rote Bete |
| 1 Knoblauchzehe | |

• Alles Gemüse im Entsafter auspressen und von der Mischung täglich dreimal 200 Milliliter trinken.

**Bei Nasennebenhöhlenentzündung** kann man zur Ausheilung täglich 1 Glas Rote-Bete-Saft trinken und dazu reichlich frisch geriebenen Meerrettich (beispielsweise auf Brot gestrichen) essen. Das Senföl Sigrin im Meerrettich wirkt antibakteriell und abschwellend, die Schärfe schwemmt außerdem Bakterien aus Nase und Nebenhöhlen. Die Vitalstoffe der Roten Bete haben ebenfalls antibakterielle Wirkung und mildern die geschmackliche Schärfe.

**Gegen Schnupfen** soll dieses alte russische Rezept helfen: Eine Knolle Rote Bete auspressen, den Saft auffangen.

• Bis zu viermal täglich tropft man jeweils fünf Tropfen in beide Nasenlöcher. Anschließend muss man die Nase mit klarem Wasser ausspülen.

**Stärkend bei Erkältungen** ist ein Saft aus einer Mischung von Rote-Bete-, Karotten- und Tomatensaft, die man zu gleichen Teilen verrührt.

**Gegen Sodbrennen,** also eine Übersäuerung des Magens, hilft basisches Gemüse: etwa ein Glas Rote-Bete-Saft oder Rote-Bete-Rohkost.

**Bei Krämpfen, Migräne, Übermüdung und Depressionen** helfen Rote-Bete-Fußwickel. Dazu reibt man eine kleine Knolle Rote Bete und vermischt das Ganze mit Olivenöl.
- Die Masse auf ein Baumwolltuch streichen und auf beide Fußsohlen über Nacht auflegen. Damit die Bettwäsche nicht verschmutzt wird, sollte man alte Socken darüber ziehen.

**Zur Rekonvaleszenz nach langer Krankheit** hilft ein nahrhafter Saft:
3 bis 4 Äpfel
½ Knolle Rote Bete mit Blattgrün
- Die Rote Bete und die Äpfel klein schneiden, im Entsafter auspressen und täglich trinken.

**Für Kraft und Ausdauer:**
1 Knolle Rote Bete mit dem Blattgrün
4 Möhren
1 große Handvoll Spinat
- Die Karotten säubern und zerkleinern, die Rote Bete klein schneiden. Alle Zutaten im Entsafter auspressen.

## Fitness und Wohlbefinden

Rote Bete sind nicht nur wahre Powerpakete für die Gesundheit, sondern zudem optimal, wenn man etwas für seine Fitness tun will oder gar ein paar Pfunde abnehmen möchte.

Die Knolle enthält neben all den wichtigen Vitalstoffen nämlich besonders wenig Fett: gerade mal 0,17 Gramm auf 100 Gramm Fruchtfleisch. Da macht es nicht einmal etwas aus, wenn man zum Blattgemüse und zur Knolle bei der Zubereitung einen »Stich Butter« oder ein paar Tropfen Olivenöl zugibt. Das ist notwendig, weil manche Vitamine fettlöslich sind. Das bedeutet: Unser Körper kann sie nur gemeinsam mit Fett aufnehmen und im Organismus verarbeiten.

## Hier die Nährwerte von Roter Bete auf einen Blick:

| Nährwerte für Rote Bete als Rohkost je 100 Gramm | |
|---|---|
| Energie | 43 kcal/180 kJ |
| Kohlenhydrate | 9,56 Gramm |
| Fett | 0,17 Gramm |
| Proteine (Eiweiß) | 1,61 Gramm |
| Ballaststoffe | 2,8 Gramm |
| Zucker | 6,76 Gramm |
| Wasser | 87,58 Gramm |
| Aminosäuren | 1,16 Gramm |

| Nährwerte für Rote Bete verschiedener Zubereitung je 100 Gramm | | | | |
|---|---|---|---|---|
| | kcal/kJ | Kohlen-hydrate | Fett | Eiweiß |
| gegart | 32/135 | 6,1 | 0,1 | 1,4 |
| Gemüsesaft | 35/147 | 6,9 | 0,1 | 1,3 |
| Konserve gegart | 34/111 | 6,6 | 0,1 | 1,4 |
| Konserve, abgetropft | 34/143 | 6,6 | 0,1 | 1,4 |
| Konzentrat | 178/747 | 35,3 | 0,4 | 6,8 |
| Trunk | 14/58 | 2,7 | 0,0 | 0,5 |
| frisch gegart | 32/135 | 6,1 | 0,1 | 1,4 |
| frisch mit Blättern | 33/137 | 6,5 | 0,1 | 1,2 |
| gesäuert | 21/88 | 4,0 | 0,0 | 0,8 |
| getrocknet | 282/1182 | 56,0 | 0,7 | 10,8 |
| tiefgefroren gegart | 32/176 | 6,1 | 0,1 | 1,5 |
| tiefgefroren | 42/136 | 8,4 | 0,1 | 1,6 |

Der große Vorteil von Roter Bete: Sie hat wenig an Brennwert. Ganz gleich ob man sie roh oder gekocht verspeist. Zum Vergleich: Ihr Kalorienwert ist niedriger als der eines Apfels. Wer also auf seine Ernährung achtet, weil er abnehmen möchte, nimmt mit Roter Bete eine Menge gesunde Vitalstoffe, aber nur wenige Kalorien zu sich. Eine weitere nützliche »Nebenwirkung«: Rote Bete erhöht die Leistungsfähigkeit.

**Rote Bete bringt Ausdauer**

Gesunde Vitalstoffe sind bei sportlicher Betätigung besonders wichtig. Es gibt mehrere Studien, die nachweisen, dass Rote Beten vor allem im Ausdauersport mithelfen, länger durchzuhalten und bessere Ergebnisse zu erzielen. Man vermutet, dass der Nitratgehalt der »roten Wunderrübe« damit zusammenhängt. Unser Organismus wandelt Nitrat in Nitrit um, und das kann (siehe auch oben) nicht nur den Blutdruck positiv beeinflussen, sondern reagiert bei der Zellatmung der Enzyme mit den Eisenatomen. Schon ein halber Liter Rote-Bete-Saft täglich steigert – so zeigte eine Studie an der *Universität Exeter* in Großbritannien – die Ausdauer beim Radfahren. Die Probanden tranken im Placebo-Vergleich den Saft von Roten Johannisbeeren und Roter Bete, und es zeigte sich ein verblüffendes Ergebnis: Auf die Gesamtstrecke bezogen war eine Leistungssteigerung von zwei Prozent zu verzeichnen, kurzfristig sogar bis zu 16 Prozent. Der bekannte Läufer und Lauftrainer Willi Prokop empfiehlt Rote-Bete-Saft allerdings weniger zur Leistungssteigerung vor einem Rennen, dafür aber zur schnelleren Regeneration nach dem Wettkampf.

**Rote Bete gegen schlechte Laune**

Der große Blues im November? Depressionen in der »dunklen Jahreszeit«? Selbst dagegen können Rote Beten wirken. Der in ihnen enthaltene Vitalstoff Betain ist auch unter der chemisch-pharmakologischen Bezeichnung Trimethylglycin (TMG) bekannt und wirkt – das zeigen etliche Studien, unter anderem von Martin Pall, Professor für Biochemie an der *Washington State University* – als »Stimmungsaufheller«. TMG kann den

Spiegel des sogenannten Glückshormons Serotonin erhöhen und damit für bessere Laune sorgen. Insgesamt sind in Studien bisher sechzehn Vitalstoffe nachgewiesen worden, die eine Verbesserung bei mentalen und physischen Erschöpfungszuständen herbeiführen können. Einige davon, nicht nur TMG, sind in der Roten Bete enthalten: beispielsweise Folsäure, sekundäre Pflanzenstoffe wie Flavonoide und Carotinoide, Magnesium und Vitamin C.

## Teil 2: In der Küche

Im zweiten Teil finden Sie vor allem Rezepte –
für alles, was Gaumen und Magen begehren.
Doch bevor man sich an Herd und Backofen
begibt, muss man erst einmal wissen:
- Worauf ist beim Einkauf zu achten?
- Wie lange kann man Rote Bete aufbewahren?
- Welche Tricks gibt es für die Zubereitung?

# Kapitel 4: Einkaufen – Zubereiten – Tipps und Tricks

Selbstverständlich kann man einfach zu den eingeschweißten Roten Beten greifen, die – vakuumverpackt – im Supermarkt praktisch das ganze Jahr hindurch angeboten werden. Aber wer einmal frische, lecker zubereitete Rote Beten gegessen hat, weiß: Da ist denn doch ein Unterschied feststellbar. Aroma und Geschmack entfalten sich ganz anders auf der Zunge, wenn man in eine kleine junge Rohkost-Rote-Bete beißt. Oder wenn man eine größere frische Knolle kocht, schält und dann in einem leckeren Rezept verarbeitet.

## Der Einkauf – was man beachten sollte

- Frische Rote Beten kauft man am besten »mit den Händen« ein: Die Knollen dürfen sich nicht weich und schlaff, sondern fest und prall anfühlen.
- Die Schale sollte glatt sein und eine braunrote Färbung zeigen. Schwarze Flecken deuten darauf hin, dass die Knollen zu kalt gelagert wurden.
- Grüne und saftige Blätter sind ein Anzeichen dafür, dass die Roten Beten frisch sind.
- Frische Rote Beten sind gewiss nicht holzig, wenn man beim Einkauf nicht zu besonders dicken oder großen Exemplaren greift, sondern eher mittelgroße Knollen wählt.

- Kleine Rote Beten sind meist süßer im Geschmack und zudem saftiger als die großen Knollen.
- Lecker sind die Miniknollen – etwa so groß wie ein Tischtennisball. Sie sind zart und knackig, man kann sie roh bestens verzehren. Allerdings welken sie relativ rasch und sind nicht lange zu lagern.
- Die Blätter sollten noch an der Knolle sein (oder wenigstens ein kleiner Rest davon). Wenn man die Roten Beten länger als einen Tag aufbewahren muss, dreht man das Blattwerk am besten vorsichtig ab. Die Knolle darf dabei nicht verletzt werden, sonst blutet sie aus.
- Im Winter verzichtet man besser auf den Genuss der Blätter – am ehesten schmecken sie dann noch als Zugabe zum selbst gepressten Rote-Bete-Saft. Frische junge Blätter von den ersten Roten Rüben der Saison lassen sich dagegen bestens als Salat oder gedämpft wie Spinat und Mangold als Gemüse zubereiten. Sogar in der Pfanne leicht in Butter geschwenkt mit feingehackten Zwiebeln und Knoblauch, schmecken sie köstlich.
- Rote Beten aus dem Treibhaus enthalten stets mehr Nitrat als Freiland- oder gar Bio-Ware. Bei der Auswahl also stets auf die Herkunftsbezeichnungen und vor allem die »normale« Saison achten. Erntezeit ist frühestens ab Juni bis in den Oktober hinein.
- Im Handel gibt es vakuumverpackte und bereits vorgekochte Rote Bete. Sie schmecken natürlich nicht so frisch, aber man spart Zeit bei der Zubereitung, denn man kann sie direkt aus der Folie sofort weiterverarbeiten. Das Gemüse hält in der luftdichten Verpackung außerdem länger. Für manche Gerichte oder

wenn es einmal schnell gehen soll, mag diese Ware genügen.

## Im Haushalt lagern

Wer keinen eigenen Garten hat, in dem er Rote Bete anbaut, wird normalerweise keine größeren Mengen lagern müssen. Für den normalen Haushalt reicht daher der Kühlschrank aus.

Darin kann man die Roten Beten dann gut zwei Wochen aufbewahren. Im besonderen Frischefach bleiben sie sogar bis zu vier Wochen knackig. Bei einer Temperatur von etwa drei Grad kann man Rote Beten sogar bis zu sechs Monaten lagern.

Wer über einen noch längeren Zeitraum lagern will, sollte Rote Bete dann eher einmachen (siehe Rezept auf Seite 101) oder sauer einlegen.

Sind die Knollen bereits ausgereift, packt man sie zusätzlich in Packpapier und bewahrt sie im normalen Gemüsefach auf.

Kleine, zarte Rote Beten halten sich nur ein paar Tage frisch und knackig. Man sollte sie deshalb rasch verarbeiten.

## Die Zubereitung

Das »Problem« bei Roten Beten ist das, was sie eigentlich ausmacht: die rote Farbe nämlich. Sie tritt sofort aus, wenn die Knolle verletzt wird. Dieses »Ausbluten« will man beim Kochen und Zubereiten natürlich verhindern. Deshalb kocht man Rote Beten immer als »Ganzes«, also in der Schale, und schält sie – abgesehen von

Rohkost-Rezepten – immer erst nach dem Kochen. Eine ausgeblutete gekochte Rote Bete ist nicht nur äußerst unansehnlich, sie hat auch alle wichtigen Inhaltsstoffe ins Kochwasser abgegeben und enthält praktisch nichts mehr.

- Kochen sollte man stets nur völlig unversehrte Knollen.
- Man säubert die Knolle vorsichtig unter fließendem und lauwarmem Wasser mit einer nicht zu harten Gemüsebürste von allen Erdresten.
- Nachdem man die Blätter vorsichtig abgedreht hat – nicht abgeschnitten –, dürfen noch durchaus ein paar Zentimeter an Blattwerk zum Kochen vorhanden sein.
- Die Schale muss immer möglichst unverletzt bleiben. Deshalb schneidet man die manchmal recht lange Wurzel nicht ab. Auch sie würde ausbluten und nicht nur roten Saft absondern, sondern wertvolle Inhaltsstoffe der Knolle ins Kochwasser verschwenden.
- Damit die Knolle beim Kochen schön rot bleibt, gibt man dem ungesalzenen Wasser einen Schuss Essig (oder Zitronensaft) zu.
- Rote Beten brauchen – je nach Größe – etwa 40 bis 60 Minuten Zeit, um gar zu werden. Knollen aus der ersten Ernte im Frühsommer sind schon nach einer halben Stunde essfertig gekocht.
- Rote Beten sollten stets noch ein wenig »Biss« haben und nicht zu lasch und weich gekocht sein.
- Wer Rote Bete einfrieren möchte, kann sie bereits nach etwa 20 Minuten aus dem Wasser nehmen.
- Nach der Garzeit gibt man die Knollen zum »Abschrecken« in kaltes Wasser. Wenn sich dann die Schale schon fast von allein löst, sind die Roten Beten gut durchgegart.

## Schälen, einfrieren, weiterverarbeiten

Rote Beten sollten nicht zu lange warm gehalten werden, denn das begünstigt die Umwandlung des im Gemüse vorhandenen Nitrats in Nitrit. Wer die Knollen nicht gleich weiterverarbeitet – etwa für die Salatzubereitung –, stellt sie daher am besten in eine Schüssel in Eiswasser oder im Winter nach draußen.

Nach der Garzeit lässt sich die Schale leicht entfernen. Man zieht sie einfach mit einem scharfen Küchenmesser ab, schneidet den Strunk aus und entfernt die Wurzel.

Bitte immer mit Einmalhandschuhen arbeiten und auch eine Schürze umbinden: Die rote Farbe setzt sich sehr hartnäckig fest. Nicht nur an den Händen oder in Kleidung, sondern auch Brettchen aus Holz und porösen Arbeitsplatten. Deshalb immer vorsichtig arbeiten, alles abdecken und möglichst Teller oder Unterlagen aus Glas oder Porzellan verwenden.

- Farbspritzer auf der Kleidung kann man sofort mit kaltem Wasser auswaschen. Ein alter Trick ist das Betupfen mit Mineralwasser. Danach wie gewohnt in der Maschine waschen.
- Der rote Farbstoff Betanin ist nicht sehr hitzefest – Zitronensaft und heißes Wasser reichen meist aus, um die Hände wieder sauber zu bekommen. Lediglich unter den Fingernägeln setzt sich das Rot gerne fest. Auch deshalb empfiehlt sich das Arbeiten mit Gummihandschuhen.

Wer nicht mit Handschuhen arbeiten mag oder kann, sollte die Hände vor dem Schälen und Verarbeiten Roter Beten mit etwas Olivenöl einreiben.

Man kann Rote Bete bestens einfrieren: Dazu werden sie im Ganzen etwa 20 Minuten blanchiert, danach geschält und in kleinere Stücke zerteilt. Man friert dann portionsweise ein – im Tiefkühler halten sie sich etwa ein Jahr. Manche frieren sogar die ganze Knolle ungekocht ein. Sie wird dann beim Auftauen allerdings leicht matschig und blutet beim Weiterverarbeiten sehr aus.

Rote Bete wird normalerweise in Würfel oder Scheiben geschnitten, die Größe hängt natürlich vom Rezept und dem persönlichen Geschmack ab. Wenn Reste von gekochter Roter Bete übrig bleiben, sollte man sie nicht erneut erhitzen. Salat bewahrt man am besten im Kühlschrank auf und verzehrt ihn spätestens am nächsten Tag.

Wer Rote Bete mit anderen Gemüsen oder Salat verarbeitet, muss darauf achten, die rote Knolle stets separat zu legen und zu verarbeiten, auf jeden Fall auch erst kurz vor dem Servieren mit den anderen Zutaten zu vermischen. Denn der Farbstoff »schlägt« durch und färbt alles rot. Deshalb verwendet man beispielsweise für »edlen« Heringssalat, also die etwas weniger deftige Variante dieses klassischen Rezepts, eher Weiße Beten.

**Rote Bete als Rohkost**
Geraspelt oder in hauchdünnen Scheiben: Rote Bete lässt sich bestens als Rohkost servieren. Dabei entwickelt sich ein ganz anderes Aroma als in der gegarten oder gebackenen Knolle. Allerdings muss man beim Verspeisen leckerer Rohkost-Gerichte aus Roten Beten ebenfalls vorsichtig sein: Allzu schnell gibt's einen Fleck auf der Kleidung. Eine gute Ergänzung der rohen Bete

sind säuerliche Aromen wie Essig, Zitronen- oder auch Orangensaft. Auch Joghurt, saure Sahne und Nüsse sind eine gute Kombination.

### »Typisches« Rote-Bete-Aroma

Wer die Knolle einfach nur im Backofen gart, bekommt wirklich »Rote Bete pur«. Beim Garen im Backofen bleiben die wertvollen Inhaltsstoffe der Roten Bete am besten erhalten.

So geht es: Ofen vorheizen (200 °C, Umluft 180 °C, Gas Stufe 3). Knollen waschen, mit Küchenpapier abtupfen und fest in Alufolie wickeln. Auf der mittleren Schiene eine gute Stunde backen. Ob die Knolle wirklich ganz durchgegart ist, testet man mit einem Holzstäbchen.

Vor dem Servieren in der Folie schneidet man die Roten Beten kreuzweise ein. Dazu schmeckt beispielsweise Schmand, mit Meerrettich, geriebenem Apfel und Majoran abgeschmeckt. Ebenso lecker, aber schlichter: einfach nur ein Stückchen Salzbutter oder Butter, vermengt mit der abgeriebenen Schale einer unbehandelten Zitrone oder Orange.

## Tipps für Geschmack und Aroma

Man sollte durchaus ein paar vielleicht gewagte Kombinationen ausprobieren.

- Scharf, süß und sauer – nichts davon nimmt Rote Bete übel. Deshalb kann man mit Senf ebenso experimentieren wie mit Chili, mit frischem Ingwer, Meerrettich, Zwiebeln, ja sogar eher säuerliche Apfelsorten und Orangenschnitze, aufgeschnittene Kumquats oder Limettensaft können Rote Bete zum Star in der Küche machen.

- Rote Beten an sich schmecken süß. Deshalb kann man sie bestens mit Saurem kombinieren: mit Essig, Zitronensaft, ja sogar Joghurt, Buttermilch oder Molke.
- Die eher herbe Süße von manchen Marmeladen, beispielsweise Orangen-, Grapefruit-, Pomeranzen- oder auch Brombeer- und Schwarze-Johannisbeer-Marmelade, kommen der Roten Bete sehr entgegen.
- Aromatische Öle (Kürbiskern, Raps, Olive) und kräftiger Käse passen bestens zum erdig-süßen Rote-Bete-Geschmack.
- Frischer Koriander bringt ein neues Aroma an Rote Bete: Er schmeckt leicht scharf und bitter und passt gut zum süßen Geschmack der Knolle, aber auch zu Rote-Bete-Saft.
- Kümmel hingegen verstärkt den leicht süßlichen Geschmack, fördert aber die Verdauung. Man kann Kümmelsaat bereits ins Kochwasser geben, das sorgt für besonders herzhaftes Aroma.
- Raffiniert schmeckt Rote-Bete-Gemüse mit Nelken oder Piment im Kochwasser.
- Kerbel, Dill oder Senfkörner verbessern den Geschmack. Wer den süßen Geschmack noch verstärken will, kann Zucker oder Honig zugeben. Das übertönt das leicht erdige Aroma, das nicht jeder mag.

**Küchentricks**
- Versalzene Rote Bete legen Sie für zehn Minuten in klares Wasser.
- Dunkelroter oder fast violetter Reis wurde im Saft von Rote Bete gegart. Wem diese Färbung zu kräftig ist, kann mehr die Wasser-Saft-Mischung entsprechend variieren. Dasselbe geht auch mit Kartoffelpüree.

- Der Farbstoff der Roten Bete färbt nicht nur Ostereier und Pasta. Man kann ihn dazu verwenden, selbst
  eingekochte Konfitüre ein bisschen aufzupeppen. So
  manche Erdbeermarmelade wirkt nach ein paar Wochen im Glas grau – dem kann man vorbeugen, wenn
  man schon bei der Zubereitung einen Löffel Rote-Bete-Saft zugibt.

Ob Beilagensalat oder Rohkost als Hauptgericht, ob Dip
oder Drink, ob deftiger Eintopf oder edle Beilage, ob
klassisch oder Nouvelle Cuisine: Die Rote Bete ist mo-
dern geworden und vielseitig wie nie zuvor. Deshalb
geht es jetzt zur Sache: Hundert Rezepte wollen nach-
gekocht werden.
Viel Spaß und guten Appetit.

# Kapitel 5: Klassische Rezepte

Als Kinder waren Rote Bete uns oft ein Graus, und auch viele Erwachsene erinnern sich nur höchst ungern an die riffelig geschnittenen Scheiben, die in Essig eingelegt waren. Kulinarisches Glück hatten eher all jene, deren Kochtraditionen Rote Bete anders auf den Tisch bringen: im Norden etwa als Labskaus oder als unerlässliche Zutat zum Heringssalat, der in manchen Regionen an Silvester einfach dazugehört. Der deftige russische Eintopf Borschtsch ist für den Kenner ein Genuss, und in Litauen kennt und liebt man die *Saltibarscai* – eine kalte, erfrischende Rote-Bete-Suppe.

## Matjessalat
## mit Roter Bete

**Zutaten für 4 Personen:**

| | |
|---|---|
| 300 g Rote Bete | 1 Zwiebel |
| 1 TL Zucker | 4 Essiggurken |
| Salz | 200 g Schmand |
| 1 TL Kümmel, gemahlen | 1 TL Honig |
| 4 EL Weinessig | Pfeffer aus der Mühle |
| 1 Apfel | 4 Doppel-Matjesfilets |

**Zubereitung:**

1. Die Rote Bete gründlich waschen. In einem Sud aus 2 Liter Wasser mit dem Zucker, Salz, Kümmel und dem Essig etwa

1 Stunde weich kochen. Abschütten, kalt abschrecken und die Schale abpellen.

2. Inzwischen den Apfel schälen und entkernen. Die Zwiebel abziehen und mit dem Apfel und den Essiggurken in feine Streifen schneiden. Die Rote Bete ebenfalls in Streifen schneiden.

3. Schmand und Honig in eine große Schüssel geben und mit einem Schneebesen kräftig durchrühren. Mit wenig Salz und Pfeffer aus der Mühle pikant abschmecken.

4. Rote Bete, Apfel, Zwiebel und Essiggurken dazugeben und unterrühren. Die Matjesfilets kalt abbrausen, in Stücke schneiden und dazu geben, unterrühren, nochmals abschmecken und anrichten. Dazu passt frisches Roggenbrot.

## Rote-Bete-Salat mit Speck und Zwiebeln

**Zutaten für 4 Personen:**

| | |
|---|---|
| 4 Rote Beten | 50 ml Weinessig |
| ½ TL Koriander | 1 EL Zucker |
| ½ TL Kümmel | Pfeffer aus der Mühle |
| Salz | ½ TL Koriander |
| 2 Zwiebeln | ½ TL Fenchelsaat |
| 300 g durchwachsener | ½ TL Kümmel |
|    Frühstücksspeck | 2 EL Sonnenblumenöl |

**Zubereitung:**

1. Die Rote Bete gründlich waschen und in reichlich Wasser, gewürzt mit Koriander, Kümmel und Salz, weich kochen. Die Rote Bete abschütten, mit kaltem Wasser übergießen und unter fließendem kalten Wasser die Schalen abpellen. Anschließend die Rote Bete in Scheiben schneiden.

2. Die Zwiebeln abziehen und fein würfeln. Den Frühstücksspeck in nicht zu kleine Würfel schneiden und in einer be-

schichteten Pfanne ohne Fettzugabe rundherum braten. In einem Topf aus Weinessig, 200 ml Wasser, Salz, Zucker, Pfeffer aus der Mühle, Koriander, Fenchel und Kümmel einen Sud herstellen und aufkochen lassen.

3. Die Rote Bete in den Sud geben und abkühlen lassen. Zwiebeln und Speckwürfel zufügen, würzig abschmecken und zum Schluss das Öl zufügen, untermengen und anrichten.

## Hirtentopf mit Kräuterrahm

### Zutaten für 4 Personen:

| | |
|---|---|
| 200 g Lammfleisch | 50 ml Rotwein |
| 1 Zwiebel | 2 Lorbeerblätter |
| 2 Knoblauchzehen | 1 TL Kümmel, gemahlen |
| 500 g Rote Bete | 200 g Lauch (Porree) |
| 2 Karotten | 1 EL Rotweinessig |
| 250 g Weißkohl | 1 TL Zucker |
| 2 EL Butterschmalz | 1 Kräuterbund (Dill, |
| Salz | Petersilie, Schnittlauch) |
| Pfeffer aus der Mühle | 200 g Sauerrahm |
| 1 Liter Gemüsebrühe | |

### Zubereitung:

1. Das Lammfleisch kalt abbrausen, trocken tupfen und in ganz kleine Würfel schneiden. Die Zwiebel und den Knoblauch abziehen und fein würfeln. Die Rote Bete und Karotten schälen und klein würfeln. Weißkohl waschen, putzen und in dünne Streifen schneiden.

2. Das Butterschmalz in einem großen Topf erhitzen und das Lammfleisch darin rundherum anbraten, mit Salz und Pfeffer aus der Mühle würzen. Zwiebeln, Knoblauch, Rote Bete und Karotten dazugeben und mit andünsten.

3. Mit der Gemüsebrühe und dem Rotwein aufgießen. Lor-

beerblätter und Kümmel dazugeben und das Ganze im geschlossenen Topf bei mittlerer Hitze etwa 30 Minuten kochen lassen. Den Lauch waschen, in Scheiben schneiden und mit dem Kohl dazugeben.

4. Mit Essig, Salz, Zucker und Pfeffer würzen und weitere 30 Minuten bei mittlerer Hitzezufuhr schmoren lassen. Die Kräuter waschen, trocken schütteln, fein hacken und mit dem Sauerrahm vermischen. Die Suppe abschmecken, anrichten und mit dem Kräuterrahm servieren.

## Eingekochte Rote Bete

**Zutaten für 6 Gläser (etwa 630 ml, Twist-off- oder Drahtbügelglas mit Gummiring)**

| | |
|---|---|
| 2 kg Rote Bete | 1 EL Korianderkörner |
| Salz für das Kochwasser | 1 EL Fenchelsaat |
| 3 Zwiebeln | 1 TL Senfkörner |
| ½ Liter Weinessig | 1 TL schwarze Pfefferkörner |
| 3 TL Salz | 3 Lorbeerblätter |
| 150 g Zucker | 6 Nelken |
| 1 EL Kümmel | |

**Zubereitung:**

1. Die Roten Beten gründlich waschen, die Wurzeln aber nicht abschneiden, sonst »bluten« sie im Wasser aus und werden trocken. In einem großen Topf Wasser mit einem Esslöffel Salz zum Kochen bringen und die Rote Bete darin etwa 1 Stunde kochen.

2. Inzwischen die Zwiebeln abziehen und in Würfel schneiden. Aus 1 Liter Wasser, dem Weinessig, Salz, Zucker, den Zwiebeln und den Gewürzen einen Aufguss herstellen und 5 Minuten aufkochen lassen.

3. Die Roten Beten abschütten und mit kaltem Wasser ab-

brausen. Die Schale abpellen und die Roten Beten mit einem Buntschneidemesser in Scheiben oder Stifte schneiden. Gleich in vorbereitete, saubere und heiß ausgespülte Einmachgläser füllen.

4. Zum Schluss mit dem Aufguss auffüllen und die Gläser verschließen. Die Gläser in das Einkochgerät stellen, nach Gebrauchsanleitung mit Wasser auffüllen, sodass die Gläser etwa zwei Drittel im Wasser stehen. Die Einkochzeit beträgt etwa 15 bis 20 Minuten.

## Hamburger Labskaus

**Zutaten für 4 Personen:**

| | |
|---|---|
| 500 g gepökeltes Rindfleisch | 1 EL Butter |
| 1 l Gemüsebrühe | 200 g eingelegte Rote Bete |
| 500 g Kartoffeln | (Glas) |
| Salz | 1 EL Sonnenblumenöl |
| 4 Heringsfilets (Salzheringe | 4 Eier |
| oder Bismarckheringe) | Pfeffer aus der Mühle |
| 2 Zwiebeln | 4 Gewürzgurken |

**Zubereitung:**

1. Das gepökelte Rindfleisch in der Gemüsebrühe garen. Die Kartoffeln schälen und in nur leicht gesalzenem Wasser gar kochen. Die Heringsfilets entgräten, die Haut abziehen und in kleine Würfel schneiden.

2. Die Kartoffeln abgießen und mit einem Kartoffelstampfer zu einem lockeren Kartoffelbrei zerdrücken. Die Zwiebeln abziehen, in kleine Würfel schneiden und in Butter glasig dünsten, die Rote Bete in Würfel schneiden, dazugeben und mit erwärmen.

3. Die Zwiebeln und Rote Bete unter den Kartoffelbrei mischen, sollte dieser zu fest sein, etwas von der Pökelbrühe unterrüh-

ren. Das Rindfleisch aus dem Sud nehmen, in Würfel schneiden und mit den Heringen unter den Kartoffelbrei mischen.

4. In einer Pfanne das Öl erhitzen und die Spiegeleier darin braten. Den Labskaus mit Pfeffer aus der Mühle und falls nötig vorsichtig mit Salz abschmecken und anrichten.

Mit je einem Spiegelei und einer fächerartig eingeschnittenen Gewürzgurke garnieren.

## Russischer Borschtsch

**Zutaten für 4 Personen:**

| | |
|---|---|
| 3 Rote Beten | 3 Zwiebeln |
| 2 Karotten | 5 Pfefferkörner |
| 4 Kartoffeln | 3 Pimentkörner |
| 100 g Sellerie | 1 Lorbeerblatt |
| 200 g Lauch (Porree) | 1 rote Chilischote |
| 250 g Weißkohl | 200 g Sauerrahm oder |
| 250 g Rotkohl | Schmand |

**Zubereitung:**

1. Rote Beten, Karotten, Kartoffeln und Sellerie waschen, schälen und in Würfel schneiden. Den Lauch der Länge nach halbieren, waschen und in Stücke schneiden. Weißkohl und Rotkohl putzen und in Streifen schneiden. Die Zwiebeln abziehen und in Würfel schneiden.

2. Pfefferkörner, Piment und Lorbeerblatt in ein kleines Säckchen, z.B. einen Papierteebeutel, geben. Die Chilischote putzen, Kerne entfernen und klein schneiden. Das Gemüse in einen Topf geben und mit Wasser auffüllen, sodass das Gemüse etwa 5 Zentimeter überdeckt ist.

3. Mit Salz würzen und das Gewürzsäckchen dazugeben. Das Ganze etwa 1 Stunde bei mittlerer Hitze köcheln lassen. Ab und zu umrühren und falls nötig etwas Wasser nachgießen.

Dann das Gewürzsäckchen entfernen und den Eintopf mit Salz und Pfeffer würzig abschmecken. Auf Teller verteilen und Sauerrahm oder Schmand dazu reichen.

## Altdeutsches Rote-Bete-Eiergericht

**Zutaten für 4 Personen:**

4 Rote Beten

1 EL Kümmel

Salz

100 ml Apfelessig

3 Lorbeerblätter

2 Zwiebeln

2 Knoblauchzehen

1 EL Butter

1 EL Rapsöl

Pfeffer aus der Mühle

8 Eier

200 g Sahne

1 EL Majoran, frische Blättchen

1 Stängel Liebstöckel, klein gehackt

**Zubereitung:**

1. Die Rote Bete gründlich waschen. In reichlich Wasser, kräftig gewürzt mit Kümmel, Salz, Essig und Lorbeerblättern weich kochen. Die Rote Bete abseihen und noch heiß unter fließendem kalten Wasser die Schale abpellen. Den Backofen auf 180 °C (Umluft: 160 °C, Gas: Stufe 2) vorheizen.

2. Die Rote Bete anschließend halbieren und in Scheiben schneiden. Die Zwiebeln und den Knoblauch abziehen und in feine Streifen schneiden. Die Butter und das Öl in einer großen Pfanne erhitzen und die Zwiebeln mit dem Knoblauch darin glasig andünsten.

3. Die Rote Bete dazugeben und mit Salz und Pfeffer aus der Mühle würzen. In einer Schüssel die Eier mit der Sahne verrühren und mit Salz, Pfeffer und frischem Majoran und klein geschnittenem Liebstöckel würzen.

4. Die Rote Bete mit den Zwiebeln und Knoblauch in eine gebutterte Auflaufform geben und mit der Eiermasse übergie-

ßen. Im Backofen auf der mittleren Schiene bei 180 °C (Umluft: 160 °C, Gas: Stufe 2) etwa 20 Minuten backen, bis die Eiermasse gestockt ist. Aus dem Backofen nehmen, 5 Minuten abkühlen lassen und anrichten.

## Rote-Bete-Zwiebel-Eintopf

**Zutaten für 4 Personen:**

| | |
|---|---|
| 4 Äpfel | 100 ml Portwein |
| 4 Zwiebeln | 1 l Gemüsebrühe |
| 4 Rote Beten | Salz |
| 200 g Frühstücksspeck | Pfeffer aus der Mühle |
| 1 EL Sonnenblumenöl | 8 Salbeiblätter |
| 2 EL Rosinen | |

**Zubereitung:**

1. Die Äpfel schälen, Kerngehäuse ausstechen und in Spalten schneiden. Die Zwiebeln abziehen und in Scheiben schneiden. Die Rote Bete waschen, abschälen, vierteln und in dünne Scheiben schneiden. Den Frühstücksspeck in Würfel schneiden.

2. Das Sonnenblumenöl in einem Topf erhitzen und Speck, Zwiebel, Äpfel und Rote Bete darin anschwitzen. Die Rosinen, den Portwein und die Gemüsebrühe zufügen. Mit Salz und Pfeffer würzen und das Ganze bei mittlerer Hitzezufuhr gar dünsten.

3. Die Salbeiblätter waschen und in feine Streifen schneiden. Den Rote-Bete-Zwiebel-Eintopf mit Salz und Pfeffer würzig abschmecken, anrichten und mit dem Salbei bestreuen. Dazu passt Holzofenbrot.

# Helgoländer Rote-Bete-Fisch-Frikadellen

**Zutaten für 4 Personen:**

| | |
|---|---|
| 1 Kartoffel | Salz |
| 1 Rote Bete | Pfeffer aus der Mühle |
| 1 Zwiebel | 1 EL Rapsöl |
| 300 g helles Fischfilet | 2 Knoblauchzehen |
| 1 Ei | 1 Bund Schnittlauch |
| 50 g Haferflocken | 400 g Sauerrahm |
| 2 Stängel Blattpetersilie | 1 TL scharfer Senf |
| 250 g Magerquark | 1 Prise Zucker |

**Zubereitung:**

1. Die Kartoffel und die Rote Bete schälen, klein würfeln und in Salzwasser bissfest kochen. In ein Sieb abschütten und abtropfen lassen. Die Zwiebel abziehen und fein würfeln.

2. Das Fischfilet klein hacken und mit dem Ei in eine Schüssel geben. Die Haferflocken und die Kartoffel- und Rote-Bete-Würfel dazugeben. Die Petersilie fein hacken und mit den Zwiebelwürfeln und dem Magerquark zufügen.

3. Das Ganze gut vermengen und mit Salz und Pfeffer aus der Mühle würzen. Aus der Masse Frikadellen formen und in einer Pfanne mit Rapsöl bei mittlerer Hitze von beiden Seiten braten.

4. Inzwischen den Knoblauch abziehen und klein hacken. Den Schnittlauch waschen, in Röllchen schneiden und mit dem Knoblauch in eine Schüssel geben. Den Sauerrahm und den Senf zufügen, verrühren und mit Salz, Zucker und Pfeffer abschmecken. Die Frikadellen anrichten und den Sauerrahm dazu reichen.

# Omas Bismarckherings-Salat
# mit Roter Bete

**Zutaten für 4 Personen:**

| | |
|---|---|
| 2 Rote Beten | 100 g Gewürzgurken |
| Salz | 8 Bismarckheringfilets |
| 1 TL Kümmel | 400 g Sauerrahm |
| 1 TL Korianderkörner | Pfeffer aus der Mühle |
| 4 Kartoffeln | 1 TL scharfer Senf |
| 2 Zwiebeln | Zucker |
| 1 Apfel | 1 TL Apfelessig |

**Zubereitung:**

1. Die Rote Bete gründlich waschen. In reichlich Salzwasser mit dem Kümmel und dem Koriander weich kochen. Die Rote Bete abseihen, in kaltes Wasser legen und die Schalen abpellen. Die Kartoffeln waschen und mit der Schale in Salzwasser kochen. Abschütten, ausdampfen lassen und pellen.

2. Inzwischen die Zwiebeln abziehen und fein würfeln. Den Apfel schälen und ebenfalls in Würfel schneiden. Die Gewürzgurken würfeln. Die Bismarckheringfilets enthäuten und in Stücke schneiden. Kartoffeln und Rote Bete in Würfel schneiden.

3. In einer großen Schüssel den Sauerrahm mit Salz, Pfeffer aus der Mühle, Senf, Zucker und wenig Essig verrühren und süßsauer abschmecken. Rote Bete, Kartoffeln, Zwiebeln, Äpfel, Gewürzgurken und die Bismarckheringe dazugeben und durchmengen. Das Ganze etwa 30 Minuten ziehen lassen, nochmals abschmecken und anrichten.

# Allgäuer Rote-Bete-Kartoffelauflauf

**Zutaten für 4 Personen:**

| | |
|---|---|
| 2 Rote Beten | Muskatnuss, frisch gerieben |
| Salz | Pfeffer aus der Mühle |
| 300 g Kartoffeln | 1 Bund Schnittlauch |
| Butter für die Form | 1 Bund Petersilie |
| 200 g geräucherte Salami | 150 g geriebener Allgäuer |
| 6 Eier | Emmentaler |
| ¼ Liter Milch | |

**Zubereitung:**

1. Die Rote Bete gründlich waschen und in Salzwasser weich kochen. Die Rote Bete abseihen und noch in heißem Zustand unter fließendem kalten Wasser die Schalen abpellen. Inzwischen auch die Kartoffeln gründlich waschen und mit der Schale in Salzwasser garen, abschütten, etwas auskühlen lassen, pellen und in Stücke schneiden.

2. Die Rote Bete in Würfel schneiden und mit den Kartoffelstücken mischen. Eine Auflaufform mit Butter ausfetten und die Hälfte der Mischung einfüllen. Die geräucherte Salami in Streifen schneiden und darüber verteilen.

3. Zum Schluss die restliche Rote-Bete-Kartoffel-Mischung einfüllen. Eier mit der Milch verquirlen und mit Muskat, Salz und Pfeffer aus der Mühle würzen. Schnittlauch und Petersilie waschen, trocken schütteln, klein schneiden und unter die Eiermasse geben.

4. Den Auflauf damit übergießen und mit geriebenem Allgäuer Emmentaler bestreuen. Anschließend das Ganze im vorgeheizten Backrohr bei 180 °C etwa 40 Minuten backen. Herausnehmen und mit Schnittlauch bestreut servieren.

# Niederbayerischer Rote-Bete-Kuchen

**Zutaten für 1 Kuchen:**

| | |
|---|---|
| 1 kg Rote Bete | 6 Eier |
| Salz | Pfeffer aus der Mühle |
| 300 g geriebener Hartkäse | 1 TL Butter für die Form |
| 1 Bund Lauchzwiebeln | |

**Zubereitung:**

1. Die Rote Bete gründlich waschen und in Salzwasser etwa 50 Minuten gar kochen. In ein Sieb abschütten und unter fließendem kalten Wasser pellen. Durch eine Reibe grob in eine Schüssel raspeln. Den geriebenen Hartkäse dazugeben.

2. Die Lauchzwiebeln putzen, waschen und in dünne Scheiben schneiden. Die Eier und die Lauchzwiebeln zur Roten Bete geben, kräftig durchmischen und mit Salz und Pfeffer aus der Mühle würzen.

3. Eine Springform mit Backpapier auslegen und mit Butter ausfetten. Die Rote-Bete-Mischung einfüllen und glatt streichen. Im vorgeheizten Backofen bei 200 °C (Umluft: 180 °C, Gas: Stufe 3) auf der mittleren Schiene etwa 30 Minuten backen. Den Rote-Bete-Kuchen aus dem Backofen nehmen, 5 Minuten stehen lassen, aus der Form nehmen und anrichten.

# Kapitel 6: Rohkost und Säfte

Ungewöhnlich und kaum bekannt ist, dass man Rote Beten auch als Rohkost genießen kann. Dazu verwendet man vor allem junge, frische Beten aus der ersten Ernte. Sie werden geraspelt oder in hauchdünne Scheiben geschnitten (eher gehobelt) beispielsweise mit geriebenem Apfel und einem säuerlichen Dressing (aus Zitronen- oder Orangensaft) besonders fein. Vorsicht in puncto Abfärben ist bei der Zubereitung von Rote-Bete-Rohkost allerdings geboten.

Der Saft aus Roten Beten sollte, wenn möglich, immer selbst und frisch gepresst werden. Er enthält wesentlich mehr Vitalstoffe als gekaufte Rote-Bete-Säfte. Diese sind meist pasteurisiert. Oft stehen sie schon einige Zeit im Ladenregal – das lässt den Gehalt an wertvollen Biostoffen unter Umständen absinken.

## Rote-Bete- und Karottensnacks mit dreierlei Dips

**Zutaten für 4 Personen:**

2 Rote Beten
8 Karotten
Salz, weißer Pfeffer aus der Mühle

### Dip 1: Rote-Bete-Knoblauch-Dip

100 g eingelegte Rote Bete (Glas)

3 Knoblauchzehen

60 g Semmelbrösel

3 EL Olivenöl

3 EL Gemüsebrühe

### Dip 2: Forellen-Joghurt-Dip

100 g geräuchertes Forellenfilet

1 EL Zitronensaft

150 g Natur-Joghurt

1 EL Mayonnaise

1 EL gehackte glatte Petersilie

1 EL gehackte Kapern

### Dip 3: Gurken-Sauerrahm-Dip

250 g Saure Sahne

¼ Salatgurke

1 EL Mayonnaise

1 TL gehackter Dill

etwas Zitronensaft

**Zubereitung:**

1. Die Rote Bete und die Karotten waschen, schälen und in fingerlange Stücke zum dippen schneiden. Auf einem Teller oder in einer Schale anrichten.

**Dip 1:** Die Rote Bete mit allen anderen Zutaten in einem Mixer zu einer homogenen Masse verarbeiten und mit Salz und Pfeffer abschmecken.

**Dip 2:** Das Forellenfilet sehr fein hacken. Die Petersilie und den Zitronensaft mit allen anderen Zutaten vermischen, mit Salz und Pfeffer abschmecken und die Kapern nach Geschmack hinzufügen.

**Dip 3:** Die Salatgurke schälen, halbieren und die Kerne herauskratzen. In feine Würfel schneiden. Mit allen anderen Zutaten vermengen und mit Salz und Pfeffer abschmecken.

# Rote-Bete-Fenchel-Rohkost mit Zitrusfilets

**Zutaten für 2 Personen:**

| | |
|---|---|
| 1 Orange | Salz |
| 1 rosa Grapefruit | 1 Zwiebel |
| 1 Kräuterbund (Petersilie, Kerbel, Basilikum) | 1 Fenchelknolle |
| | 1 Birne |
| 1 EL Nussöl | 1 Rote Bete |
| 1 TL Apfelessig | 1 EL Pinienkerne |

**Zubereitung:**

1. Die Orange und die Grapefruit mit heißem Wasser abwaschen und abtrocknen. Die Früchte oben und unten begradigen, auf die Arbeitsfläche stellen und dick abschälen. Die geschälten Früchte in die hohle Hand legen und mit einem scharfen Messer beidseitig, an den weißen Zwischenhäuten entlang, keilförmig zur Mitte schneiden und die Filets herausnehmen.

2. Die Kräuter waschen, fein hacken und mit dem Nussöl in eine Schüssel geben. Apfelessig und wenig Salz dazugeben und zu einem Dressing verrühren. Die Zwiebel schälen, fein würfeln und zum Dressing geben.

3. Den Fenchel und die Birne waschen und mit Küchenkrepp trocken tupfen. Fenchel putzen, halbieren und den mittleren Strunk heraustrennen. Die Birne halbieren, Kernhaus entfernen und mit dem Fenchel feinblättrig schneiden.

4. Die Rote Bete waschen, schälen und zuerst in dünne Scheiben, dann in Streifen schneiden. Rote Bete, Fenchel, Birnen und die Filets von Orangen und Grapefruit dekorativ auf Tellern anrichten und mit dem Dressing beträufeln. Zum Schluss mit Pinienkernen und etwas frischem Fenchelgrün garnieren.

# Rote-Bete-Rohkost mit Aprikosen

**Zutaten für 4 Personen:**

| | |
|---|---|
| 400 g Rote Bete | 2 EL Orangenmarmelade |
| 1 rote Zwiebel | 1 TL Meerrettich |
| 1 Apfel | 1 TL Obstessig |
| Saft von 1 Zitrone | Salz |
| 8 Aprikosen | Pfeffer aus der Mühle |
| 50 g gehobelte Haselnüsse | ½ TL gemahlener Kümmel |
| 200 g Sauerrahm | 1 Prise Cayennepfeffer |
| 1 EL Sahne | 2 Stängel Zitronenmelisse |

**Zubereitung:**

1. Die Rote Bete unter fließendem Wasser mit einer Bürste kräftig abbürsten und gut abtropfen lassen. Anschließend schälen und zuerst in dünne Scheiben, dann in feine Streifen schneiden oder grob raspeln.

2. Die Rote-Bete-Streifen in eine Schüssel geben. Die Zwiebel abziehen, fein würfeln und dazugeben. Den Apfel schälen, entkernen, in kleine Würfel schneiden und mit dem Zitronensaft beträufeln.

3. Die Aprikosen waschen, entkernen, in feine Streifen schneiden und mit den Nüssen dazugeben. Für das Dressing den Sauerrahm, die Sahne, die Orangenmarmelade, den Meerrettich und den Obstessig glatt rühren.

4. Das Dressing mit Salz, Pfeffer aus der Mühle, Kümmel und Cayennepfeffer kräftig abschmecken und die Rohkost damit anmachen. Den Salat gut durchmischen und auf Teller anrichten. Die Zitronenmelisse waschen, trocken schütteln, fein schneiden und darüberstreuen.

# Rote-Bete-Rettich-Rohkostsalat

**Zutaten für 2 Personen:**

| | |
|---|---|
| 1 EL Rapsöl | 200 g Rettich |
| 1 EL Rotweinessig | 1 rote Zwiebel |
| 3 EL Mineralwasser | 20 g jungen Blattspinat |
| Salz | 2 Stängel Majoran |
| Pfeffer aus der Mühle | einige Walnusskerne |
| 1 Rote Bete | |

**Zubereitung:**

1. Aus Rapsöl, Rotweinessig, 2 Esslöffel Wasser, Salz und Pfeffer aus der Mühle ein Dressing rühren und pikant abschmecken.

2. Rote Bete waschen, schälen und in dünne Streifen schneiden.

3. Den Rettich schälen und die Zwiebel abziehen. Den Rettich und die rote Zwiebel in dünne Scheiben schneiden und mit der Roten Bete in das Dressing geben. Den Spinat verlesen, gründlich waschen und in einzelne Blättchen teilen.

4. Majoran waschen, trocken schütteln und die Spitzen abzupfen. Spinat und Majoran mit den Nüssen zu den übrigen Zutaten geben, durchmengen und dekorativ auf Tellern anrichten.

# Rote-Bete-Eissalat mit Pfefferbeeren

**Zutaten für 2 Personen:**

| | |
|---|---|
| 1 Rote Bete | 1 Becher Sauerrahm |
| 1 Eissalat | 1 TL Senf |
| 100 g Erdbeeren | 1 TL eingelegte grüne |
| 80 g Himbeeren | Pfefferkörner |
| 100 g Gurke | Salz |
| 1 Kräuterbund (Petersilie, Basilikum, Estragon) | 1 Prise Zucker |

**Zubereitung:**

1. Rote Bete waschen, schälen und in dünne Streifen schneiden. Den Eissalat putzen, klein schneiden, waschen und trocken schleudern. Die Erdbeeren waschen, putzen und vierteln. Die Himbeeren verlesen und waschen.

2. Die Gurke waschen, der Länge nach halbieren und in etwa 5 mm dicke Scheiben schneiden. Für das Dressing die Kräuter waschen, trocken schütteln und fein hacken.

3. Den Sauerrahm mit dem Senf in eine Schüssel geben und gut verrühren. Grünen Pfeffer und die Kräuter dazugeben, untermengen und mit Salz und Zucker pikant abschmecken.

4. Den Salat mit der Roten Bete, den Erdbeeren, den Himbeeren und den Gurkenscheiben dekorativ auf zwei Teller verteilen und mit dem Dressing beträufeln.

# Roher Rote-Bete-Salat mit Äpfeln

**Zutaten für 2 Personen:**

| | |
|---|---|
| 2 Rote Beten | 2 TL Honig |
| 2 Äpfel | Salz |
| 1 Zwiebel | Pfeffer aus der Mühle |
| 4 EL Sonnenblumenöl | Kümmel, gemahlen |
| 1 EL Apfelessig | Koriander, gemahlen |
| 1 EL Zitronensaft | |

**Zubereitung:**

1. Die Rote Bete waschen, schälen und roh raspeln oder in Streifen schneiden. Die Äpfel schälen, entkernen und ebenfalls raspeln oder in Streifen schneiden. Die Zwiebel abziehen und sehr fein würfeln.

2. Aus Sonnenblumenöl, Apfelessig, Zitronensaft, Honig, Salz, Pfeffer, Kümmel und Koriander ein Dressing rühren und pikant abschmecken.

3. Die vorbereiteten Roten Beten, Äpfel und Zwiebelwürfel zum Dressing geben, gut durchrühren und mindestens 3 Stunden, am besten über Nacht, gut durchziehen lassen. Vor dem Anrichten gut durchrühren und nochmals abschmecken.

## Möhren-Tomaten-Drink

**Zutaten für 2 Personen:**

| | |
|---|---|
| 100 g Rote Bete | 50 g Naturjoghurt |
| 200 g Karotten | 1 TL Zitronensaft |
| 250 g Tomaten | 1 Stängel Basilikum |

### Zubereitung:

1. Rote Bete und Karotten schälen und klein schneiden. Tomaten ebenfalls klein schneiden. Rote Bete, Karotten und Tomaten in einem Entsafter entsaften oder in einem Mixer fein pürieren.
2. Das Saftgemisch mit dem Naturjoghurt und dem Zitronensaft verfeinern. Nach Belieben mit frischem Basilikum würzen.

## Pikanter Rote-Bete-Gurken-Shake

**Zutaten für 2 Personen:**

| | |
|---|---|
| 100 g Rote Bete | Salz |
| 200 g Salatgurke | Pfeffer aus der Mühle |
| 100 ml Tomatensaft | 1 TL Zitronensaft |
| 100 ml Rote-Bete-Saft | Tabasco |
| 2 Eiswürfel | |

### Zubereitung:

1. Rote Bete waschen, schälen und klein schneiden. Salatgurke schälen und ebenfalls klein schneiden. Rote Bete und Gurke in einen Mixbecher geben und mit Tomatensaft und Rote-Bete-Saft aufgießen.
2. Das Ganze mit den Eiswürfeln fein mixen und mit Salz, Pfef-

fer aus der Mühle, Zitronensaft und wenig Tabasco pikant abschmecken. Den Shake in zwei vorgekühlte Gläser gießen.

## Rote-Bete-Joghurt-Smoothie

**Zutaten für 2 Personen:**

| | |
|---|---|
| 100 g Rote Bete | 1 Prise Zimtpulver |
| 2 Birnen | 2 EL flüssiger Honig |
| 1 Zitrone | 2 Eiswürfel |
| 200 g Naturjogurt | 2 Stängel Zitronenmelisse |

**Zubereitung:**

1. Die Rote Bete waschen, schälen und klein schneiden. Die Birnen schälen, entkernen und in Stücke schneiden. Die Zitrone auspressen und mit Roter Bete und den Birnen in einen Mixer geben.
2. Das Joghurt, Zimtpulver und den Honig dazugeben und das Ganze durchmixen. Abschmecken, die Eiswürfel dazugeben und nochmals kurz aufmixen. In zwei Gläser füllen und mit der Zitronenmelisse garnieren.

## Buttermilchdrink mit Rote Bete und Rucola

**Zutaten für 2 Gläser:**

| | |
|---|---|
| 100 g Rote Bete | Salz |
| 200 g Salatgurke | Pfeffer aus der Mühle |
| 4 Stängel Rucola | 50 ml Rote-Bete-Saft |
| 500 ml Buttermilch | |

**Zubereitung:**

1. Die Rote Bete waschen, schälen und in Stücke schneiden. Die Salatgurke waschen, schälen und ebenfalls in Stücke schneiden. Den Rucola waschen und klein schneiden.
2. Rote Bete, Salatgurke und Rucola mit der Buttermilch, Salz,

Pfeffer aus der Mühle und dem Rote-Bete-Saft in einen Mixer geben und durchmixen. Den Drink in zwei Gläser verteilen.

## Pfirsichtraum mit Rote Bete

**Zutaten für 2 Personen:**

| | | |
|---|---|---|
| 2 Pfirsiche | 500 ml Molke | Eiswürfel |
| 50 ml Rote-Bete-Saft | Saft von 1 Limette | 200 ml Sekt |
| | 2 EL Honig | |

**Zubereitung:**

1. Die Pfirsiche waschen, enthäuten, entkernen und das Fruchtfleisch klein schneiden. Den Rote-Bete-Saft, die Molke und den Saft der Limette mit dem Honig in einen Mixer geben und pürieren.

2. Die Molkemischung in zwei Gläser verteilen, Eiswürfel dazugeben und mit Sekt auffüllen.

## Rote-Bete-Mango-Shake

**Zutaten für 2 Gläser:**

| | |
|---|---|
| 1 Mango | 100 ml Mineralwasser |
| 100 ml Möhrensaft | 2 Spritzer Orangen-Bitter |
| 50 ml Rote-Bete-Saft | 2 EL Ahornsirup oder Zucker |
| 80 g Naturjoghurt | |

**Zubereitung:**

1. Die Mango waschen, das Fruchtfleisch am Stein entlang abschneiden. Für die Dekoration 4 Spalten zur Seite legen. Das übrige Fruchtfleisch schälen und grob würfeln.

2. Mango mit Möhrensaft, Rote-Bete-Saft und dem Joghurt in einen Mixer füllen und pürieren. Mineralwasser mit Orangen-Bitter und Ahornsirup oder Zucker dazugeben und nochmals aufmixen. Zum Schluss in zwei Gläser verteilen.

# Kapitel 7: Salate und Dressings

Rote-Bete-Salat muss nicht so »langweilig« schmecken wie in der guten alten Zeit. Heute experimentiert man mit anderen Zutaten, vielfältigen Aromen und Gewürzen – und bietet dem Gaumen so einen völlig anderen, wohlschmeckenden Genuss. Bei vielen Rezepten verwendet man »Rote Bete aus dem Glas« – das heißt: sauer eingelegt. Am besten schmeckt das natürlich, wenn man da selbst für entsprechenden Vorrat gesorgt hat und nicht Ware aus dem Supermarkt verwendet.

## Rote-Bete-Rauke-Salat mit Pilzplätzchen
**Zutaten für 4 Personen:**

| | |
|---|---|
| 4 Rote Beten | 150 g Champignons |
| 1 EL Kümmel | Olivenöl zum Braten |
| Salz | 1 Stängel Liebstöckel |
| 100 ml Weinessig | 400 g Kartoffeln |
| Zucker | 2 Eier |
| 2 Lorbeerblätter | 2 EL Mehl |
| 2 EL Olivenöl | frisch geriebene Muskatnuss |
| Pfeffer aus der Mühle | 80 g Rauke-Salat (Rucola) |
| 1 EL Rotweinessig | |

**Zubereitung:**

1. Die Rote Bete gründlich waschen. In reichlich Wasser, gewürzt mit Kümmel, Salz, Essig, einer Prise Zucker und Lorbeer-

blättern, weich kochen. Die Rote Bete abseihen, die Enden abschneiden und noch in heißem Zustand unter fließendem kalten Wasser die Schale abpellen.

2. Die Rote Bete in Spalten schneiden und mit Olivenöl, Salz, Pfeffer und Rotweinessig marinieren und ruhen lassen. Inzwischen die Champignons in dünne Scheiben schneiden, in etwas Olivenöl anbraten und mit Salz und fein geschnittenem Liebstöckel abschmecken.

3. Die Kartoffeln mit der Schale in Salzwasser kochen, Wasser abgießen, die Kartoffeln schälen und mit einer Gabel zerdrücken. Mit den Eiern, Salz, Pfeffer, Mehl und Muskatnuss zu einer glatten Kartoffelmasse rühren und die Pilze unterheben.

4. Aus der Kartoffelmasse mit einem Löffel gleichmäßige, etwa 1 Zentimeter dicke Plätzchen formen und in einer Pfanne mit wenig heißem Öl bei geringer Hitzezufuhr von jeder Seite etwa drei Minuten backen.

5. Den Rauke-Salat verlesen, gründlich waschen und in einer Salatschleuder trocken schleudern. Den Rauke-Salat zu den marinierten Roten Beten geben, locker durchmengen und mit Salz und Pfeffer aus der Mühle abschmecken. Den Salat mit den Pilzplätzchen anrichten.

## Winterlicher Rote-Bete-Salat mit gebratenem Ziegenkäse

### Zutaten für 4 Personen:

| | |
|---|---|
| 200 g Ziegenfrischkäse (Rolle) | Pfeffer aus der Mühle |
| 1 EL gehackter Thymian | Zucker |
| 8 Scheiben Frühstücksspeck | 200 g eingelegte Rote Bete |
| 3 EL Rapsöl | (Glas) |
| 1 EL Balsamicoessig | 1 Chicorée |
| 1 TL Dijon-Senf | 1 Radicchio |
| Salz | 2 EL gehackte Walnüsse |

**Zubereitung:**

1. Den Käse in 8 Scheiben schneiden, mit dem Thymian bestreuen und mit dem Speck umwickeln. Aus dem Rapsöl, dem Essig, 4 EL Wasser, dem Senf, Salz, Pfeffer aus der Mühle und Zucker eine Vinaigrette herstellen.

2. Die Rote Bete aus dem Glas in ein Sieb gießen und abtropfen lassen. Die Chicorée- und Radicchioblätter waschen und trocken tupfen. Die Rote Bete in Streifen schneiden und mit dem Salat mischen. Zur Vinaigrette geben und durchmengen.

3. Den Wintersalat auf Teller anrichten und mit den Nüssen bestreuen. Den vorbereiteten Käse ohne Fett in einer beschichteten Pfanne beidseitig goldgelb und knusprig anbraten, herausnehmen und zum Salat anrichten.

## Rote-Bete-Käsesalat mit Spargel und Nüssen

**Zutaten für 4 Personen:**

| | |
|---|---|
| 250 g grüner Spargel | 4 EL Olivenöl |
| Salz | Pfeffer aus der Mühle |
| 400 g Comté-Käse | Zucker |
| 1 Kohlrabi | 200 g eingelegte Rote Bete |
| 1 rote Zwiebel | (Glas) |
| 4 getrocknete Tomaten | 2 EL Walnusskerne |
| 2 EL Weinessig | 2 EL Pekannüsse |

**Zubereitung:**

1. Den grünen Spargel waschen, das untere Drittel schälen, die Schnittstellen unten abschneiden und in Salzwasser bissfest garen. Kalt abschrecken und abtropfen lassen. Inzwischen den Comté-Käse in dünne Streifen schneiden.

2. Den Kohlrabi schälen und in dünne Scheiben schneiden. Die rote Zwiebel abziehen und in Streifen schneiden. Die getrockneten Tomaten klein schneiden und mit Weinessig, Oli-

venöl, Salz, Pfeffer und einer Prise Zucker in einer Schüssel zu einem würzigen Dressing verrühren.

3. Rote Bete aus dem Glas nehmen und in Würfel schneiden. Rote Bete, Spargel, Käse und Kohlrabi locker miteinander vermengen und mit dem Dressing anmachen. Den Salat anrichten und mit einigen Walnüssen und Pekannüssen bestreuen.

## Fruchtiger Rote-Bete-Sauerkraut-Salat

**Zutaten für 4 Personen:**

| | |
|---|---|
| 250 g Sauerkraut | 30 g getrocknete Datteln, |
| 1 Mini-Ananas | ohne Stein |
| 1 Apfel | 2 EL Weißweinessig |
| 1 Birne | 2 EL Apfeldicksaft |
| 200 g eingelegte Rote Bete | Salz |
| (Glas) | 4 EL Nussöl |

**Zubereitung:**

1. Das Sauerkraut in einem Sieb waschen und abtropfen lassen. Die Ananas schälen und in kleine Streifen schneiden. Apfel und Birne waschen, entkernen und ebenfalls in Streifen schneiden.

2. Die Rote Bete aus dem Glas nehmen und in einem Sieb abtropfen lassen, dann in Würfel schneiden. Die Datteln der Länge nach in feine Streifen schneiden.

3. In einer großen Schüssel den Weißweinessig, Apfeldicksaft und Salz verrühren. Das Öl unter ständigem Rühren langsam in die Marinade laufen lassen und pikant abschmecken. Alle Zutaten in die Marinade geben, vermengen und anrichten.

# Wintersalat
# mit Speckpflaumen und Rote Bete

## Zutaten für 4 Personen:

| | |
|---|---|
| 1 Radicchio | 4 EL Walnussöl |
| 1 Eichblattsalat | 6 Scheiben Frühstücksspeck |
| 2 EL Weißweinessig | 12 getrocknete Pflaumen |
| 2 EL Orangensaft | ohne Kern |
| Salz | Rapsöl zum Braten |
| Pfeffer aus der Mühle | 40 g Walnusskerne |
| 1 TL Honig | 200 g eingelegte Rote Bete |
| ½ TL Senf | (Glas) |

## Zubereitung:

1. Für den Salat den Radicchio und den Eichblattsalat putzen, waschen und in einer Salatschleuder trocken schleudern. Den Radicchio in Streifen schneiden, den Eichblattsalat in mundgerechte Stücke zupfen.

2. Für das Dressing den Essig mit dem Orangensaft, Salz, Pfeffer, Honig und Senf verrühren. Das Walnussöl unterschlagen und das Dressing pikant abschmecken.

3. Die Speckscheiben längs halbieren. Die Pflaumen damit umwickeln und in etwas Öl in einer Pfanne rundherum knusprig braten. Walnüsse grob hacken und dazugeben. Die Pflaumen aus der Pfanne nehmen und auf Küchenpapier abtropfen lassen.

4. Die Rote Bete aus dem Glas nehmen und in einem Sieb abtropfen lassen, dann in Würfel schneiden und mit dem Salat im Dressing vermischen. Den Salat auf 4 Teller verteilen. Mit den Speckpflaumen und den gerösteten Walnüssen anrichten.

# Provenzalischer Salat auf Rote-Bete-Scheiben

**Zutaten für 2 Personen:**

| | | |
|---|---|---|
| 1 Kopfsalat | 1 TL Sonnenblumen- | 1 TL Zitronensaft |
| 8 getrocknete | öl zum Braten | Salz |
| Tomaten | 1 Kräuterbund | Pfeffer aus der |
| 8 gefüllte | (Thymian, Peter- | Mühle |
| Oliven | silie, Basilikum) | 200 g eingelegte |
| 100 g Austernpilze | 1 EL Rapsöl | Rote Bete (Glas) |

**Zubereitung:**

1. Den Kopfsalat putzen, in einzelne Blätter teilen, waschen und trocken schleudern. Die getrockneten Tomaten in feine Streifen schneiden. Die Oliven halbieren. Die Austernpilze in Streifen teilen oder schneiden und in einer Pfanne mit Öl von beiden Seiten kurz anbraten. Herausnehmen und auf Küchenpapier setzen.

2. Die Kräuter waschen, trocken schütteln, Blättchen abzupfen und klein hacken. Für das Dressing das Rapsöl mit dem Zitronensaft verrühren und mit Salz und Pfeffer aus der Mühle kräftig abschmecken, die Kräuter unterheben.

3. Die Rote Bete aus dem Glas nehmen, in einem Sieb abtropfen und flach auf zwei Teller verteilen. Den Kopfsalat, Tomaten, Oliven und Austernpilze gleichmäßig darauf verteilen und zum Schluss mit dem Dressing beträufeln.

# Rote-Bete-Endivien-Salat

**Zutaten für 2 Personen:**

| | |
|---|---|
| 20 g Walnusskerne | 1 EL Sherryessig |
| 1 kleiner Kopf Endiviensalat | 1 TL Walnussöl |
| 1 Lauchzwiebel | 2 EL Mineralwasser |
| 200 g eingelegte rote Bete | Salz |
| (Glas) | Pfeffer aus der Mühle |

**Zubereitung:**

1. Die Walnusskerne in einer beschichteten Pfanne ohne Fettzugabe rösten. Herausnehmen, abkühlen lassen und grob hacken.

2. Den Endiviensalat zerteilen, waschen, trocken schütteln, einmal längs, dann quer in Streifen schneiden und in eine Schüssel geben.

3. Lauchzwiebeln putzen, waschen und in feine Ringe schneiden. Über den Salat streuen. Rote Bete würfeln und hinzufügen. Sherryessig, Walnussöl und Mineralwasser zu einer Salatsauce verrühren.

4. Mit Salz und Pfeffer aus der Mühle abschmecken. Über den Salat träufeln und vorsichtig durchmischen. Mit den gehackten Walnüssen bestreuen.

## Rote-Bete-Pfifferlings-Salat

**Zutaten für 4 Personen:**

| | |
|---|---|
| 2 Rote Beten | Salz |
| 1 Zwiebel | Pfeffer aus der Mühle |
| 400 g Pfifferlinge | 2 EL Balsamicoessig |
| 100 g Pflücksalate | 1 Bund glatte Petersilie |
| 4 EL Olivenöl | |

**Zubereitung:**

1. Die Rote Bete waschen, schälen und zuerst in dünne Scheiben schneiden oder hobeln, dann in Streifen schneiden. Die Zwiebel abziehen und in kleine Würfel schneiden. Die Pfifferlinge verlesen, waschen und trocken tupfen.

2. Die Pflücksalate verlesen, waschen, trocken schleudern und auf vier Teller verteilen. In einer Pfanne 1 Esslöffel vom Olivenöl erhitzen, die Zwiebeln zugeben und darin glasig dünsten. Die Pfifferlinge zufügen und kurz mit anbraten, sodass die Pilze noch bissfest und knackig sind.

3. Die Pfanne vom Herd nehmen, die Rote-Bete-Streifen einstreuen, salzen und pfeffern. Mit dem Essig ablöschen und mit dem restlichen Olivenöl übergießen. Die Blattpetersilie waschen, trocken schleudern, in Streifen schneiden und dazugeben.

4. Das Ganze kräftig durchschwenken und zum Schluss mit Salz und Pfeffer aus der Mühle kräftig abschmecken. Den Rote-Bete-Pfifferlings-Salat auf dem Blätter-Bett verteilen und gleich servieren.

## Salatvariation
## mit Roter Bete aus der Salzkruste

**Zutaten für 4 Personen:**

| | |
|---|---|
| 4 Rote-Bete-Knollen | 2 EL Rapsöl |
| 1 kg grobes Meersalz | 2 EL Himbeeressig |
| 3 Eiweiß | 100 ml Gemüsebrühe |
| 40 g Walnüsse | 2 EL Sonnenblumenöl |
| 200 g gemischte Blattsalate | 1 EL Quittengelee |
| (z. B. Eichblatt, Feldsalat, | Salz |
| Kopfsalat) | Pfeffer aus der Mühle |
| 1 rote Zwiebel | 80 g Himbeeren |

**Zubereitung:**

1. Den Backofen auf 200 °C (Umluft: 180 °C, Gas: Stufe 3) vorheizen. Die Rote Bete gründlich waschen. Das Meersalz mit dem Eiweiß in einer Schüssel mischen. Ein Viertel davon auf ein Backblech streichen.

2. Die Rote-Bete-Knollen darauf setzen und mit dem restlichen Meersalz vollständig ummanteln. Das Backblech in den Ofen schieben und die Rote Bete darin etwa 45 Minuten garen lassen.

3. Inzwischen die Walnüsse grob hacken und ohne Fett in ei-

ner beschichteten Pfanne rösten. Die Blattsalate putzen, waschen und trocken schleudern. Die Zwiebel schälen, fein würfeln und in einer Pfanne mit Rapsöl anschwitzen.

4. Die Zwiebeln mit Himbeeressig ablöschen, Gemüsebrühe, Öl und Quittengelee zufügen und mit einem Schneebesen unterrühren. Das Dressing mit Salz und Pfeffer süßsauer abschmecken.

5. Die Rote Bete aus dem Backofen nehmen, Salzkruste aufbrechen, Rote-Bete-Knollen herausheben und etwas abkühlen lassen. Die Knollen schälen, in dünne Scheiben schneiden und auf Teller legen.

6. Den Blattsalat mit einem Teil des Dressings anmachen und mit den Himbeeren auf den Rote-Bete-Scheiben verteilen. Das übrige Dressing darüberträufeln und mit den gehackten Walnüssen bestreuen.

## Rote-Bete-Bohnensalat mit Mozzarella

**Zutaten für 2 Personen:**

| | |
|---|---|
| 2 Kartoffeln | 1 EL Rotweinessig |
| Salz | ½ TL Senf |
| 200 g grüne Bohnen | 2 EL Olivenöl |
| 1 Zwiebel | 1 Mozzarella (125 g) |
| 1 TL Kräuterbutter | 200 g eingelegte Rote Bete |
| Pfeffer aus der Mühle | (Glas) |
| 1 EL gehackte Petersilie | |

**Zubereitung:**

1. Die Kartoffeln in Salzwasser bissfest garen, abschütten, pellen und in Scheiben schneiden. Die Bohnen putzen, waschen, die Enden abschneiden und der Länge nach halbieren. Die Bohnen in Salzwasser etwa 8 bis 10 Minuten bissfest garen. In ein Sieb abschütten, kalt abbrausen und abtropfen lassen.

2. Die Zwiebel abziehen und in Würfel schneiden. Die Kräuterbutter in einer beschichteten Pfanne schmelzen und die Kartoffelscheiben darin anbraten. Die Zwiebelwürfel dazugeben und mit Salz und Pfeffer aus der Mühle würzen. Petersilie und die vorbereiteten Bohnen dazugeben und kurz durchschwenken.

3. Inzwischen aus Rotweinessig, Salz und Senf eine Marinade rühren und nach und nach das Olivenöl unter Rühren dazugießen. Den Mozzarella abbrausen, trocknen, in Würfel schneiden und in die Marinade geben.

4. Die Rote Bete in ein Sieb abschütten, abtropfen, in Würfel schneiden und zum Mozzarella geben. Nun die Kartoffel-Bohnen-Mischung dazugeben, unterrühren, abschmecken und anrichten.

## Pikanter Fetasalat
## mit Papaya und Roter Bete

**Zutaten für 2 Personen:**

200 g gemischte Blattsalate
   (z. B. Chinakohl, Kopfsalat,
   Feldsalat)
1 rote Paprikaschote
½ Papaya
200 g eingelegte Rote Bete
   (Glas)
120 g Feta

1 kleine Zwiebel
1 Kräuterbund (Petersilie,
   Schnittlauch, Basilikum)
2 EL Balsamicoessig
Salz
Pfeffer aus der Mühle
1 EL Olivenöl

**Zubereitung:**

1. Die Blattsalate verlesen, putzen, kalt waschen und trocken schleudern. Die Paprikaschote putzen, entkernen, waschen und das Fruchtfleisch in Streifen schneiden. Die Papaya waschen, und die Kerne mit einem Teelöffel entfernen. Die Pa-

payahälfte schälen, und das Fruchtfleisch in Streifen schneiden.

2. Die Rote Bete abtropfen lassen und in Würfel schneiden. Den Feta in Würfel schneiden. Für das Dressing die Zwiebel abziehen und klein würfeln. Die Kräuter waschen, trocken schütteln und fein hacken. Aus Balsamicoessig, Salz, Pfeffer, Zwiebelwürfeln, Kräutern und Olivenöl ein Dressing rühren und pikant abschmecken.

3. Die vorbereiteten Blattsalate in Stücke teilen und dekorativ mit Paprika- und Papayastreifen anrichten. Zum Schluss die Feta- und Rote-Bete-Würfel über den Salat verteilen. Das Dressing darüberträufeln und den Salat servieren.

## Löwenzahnsalat mit Rote Bete und Pilzen

**Zutaten für 4 Personen:**

| | |
|---|---|
| 2 EL Balsamicoessig | 200 g eingelegte Rote Bete |
| Salz | (Glas) |
| weißer Pfeffer | 200 g Pilze (Champignons, |
| 4 EL Pflanzenöl | Shiitake) |
| 2 Bund gelber | Fleur de Sel (Salz) |
| Löwenzahn | 1 EL grüne Pfefferkörner |

**Zubereitung:**

1. Für das Dressing in einer Schüssel Balsamicoessig mit 2 Esslöffeln Wasser, Salz und Pfeffer aus der Mühle verrühren. Drei Esslöffel vom Pflanzenöl dazugeben und mit einem Schneebesen kräftig aufschlagen.

2. Den Löwenzahn in einer Schüssel mit lauwarmem Wasser waschen. Herausnehmen, verlesen, in einzelne Blätter teilen und gut abtropfen lassen. Mit dem Dressing anmachen. Die Rote Bete waschen, schälen und in kleine Würfel schneiden.

3. Die Pilze putzen, in Stücke schneiden und mit Salz und Pfef-

fer würzen. In einer beschichteten Pfanne die Rote-Bete-Würfel in einem Esslöffel Pflanzenöl kurz von allen Seiten braten, bis die Rote Bete und die Pilze gar sind.

4. Zum Schluss den marinierten Löwenzahn auf Teller verteilen und die Rote-Bete-Pilz-Mischung darauf anrichten. Mit Fleur de Sel und grünen eingelegten Pfefferkörnern bestreuen.

## Feldsalat mit Rote-Bete-Dressing

**Zutaten für 4 Personen:**

| | |
|---|---|
| 400 g Feldsalat | 1 EL Erdbeeressig |
| 1 Bund Radieschen | 2 EL Rapsöl |
| Kräutersalz | 100 ml Gemüsebrühe |
| 1 Bund Schnittlauch | Salz |
| 200 g eingelegte Rote Bete | Zucker |
| (Glas) | Pfeffer aus der Mühle |

**Zubereitung:**

1. Den Feldsalat waschen, gelbe Blätter entfernen und die Wurzeln abschneiden. Dabei darauf achten, dass die Salatröschen im Ganzen erhalten bleiben.

2. Die Radieschen waschen, Wurzeln und Blätter abschneiden, in feine Scheiben hobeln oder schneiden und mit etwas Kräutersalz würzen. Den Schnittlauch waschen und in feine Röllchen schneiden.

3. Die Rote Bete in einen Mixbecher geben. Essig, Öl und die Gemüsebrühe dazugeben und das Ganze mit einem Mixstab pürieren.

4. Das Dressing mit Salz, Zucker und Pfeffer aus der Mühle würzig abschmecken.

5. Den Feldsalat und die Radieschen mit dem Rote-Bete-Dressing vermengen und auf Teller anrichten. Zum Schluss mit dem Schnittlauch bestreuen.

# Gebratener Rote-Bete-Kartoffelsalat mit Chili

**Zutaten für 2 Personen:**

| | |
|---|---|
| 2 Kartoffeln | 1 Chicorée |
| 1 TL Rapsöl | 80 g Feldsalat |
| Salz | 250 g eingelegte Rote Bete |
| Pfeffer aus der Mühle | ½ Schale Kresse |
| 1 Zwiebel | 1 Chilischote (oder Peperoni) |
| 1 Kräuterbund (Basilikum, | 2 EL Balsamicoessig |
| Petersilie, Schnittlauch) | 2 EL Olivenöl |

**Zubereitung:**

1. Die Kartoffeln gründlich waschen und mit der Schale in dünne Scheiben schneiden. In einer beschichteten Pfanne wenig Rapsöl erhitzen. Die Kartoffelscheiben mit Salz und Pfeffer aus der Mühle würzen und von beiden Seiten knusprig braten. Die Scheiben herausnehmen und auf Küchenkrepp entfetten.

2. Die Zwiebel abziehen und fein hacken. Kräuter waschen, trocken schütteln und ebenfalls fein hacken. Chicorée und Feldsalat verlesen, kalt waschen und trocken schleudern. Die Rote Bete in ein Sieb abschütten und abtropfen lassen.

3. Die Kresse abschneiden, waschen und trocken schütteln. Die Chilischote waschen und in dünne Scheibchen schneiden. Aus den vorbereiteten Zwiebeln und Kräutern, Balsamicoessig, Salz, Pfeffer und Olivenöl ein Dressing rühren und herzhaft abschmecken.

4. Die Kartoffelscheiben, Salate und Rote Bete dekorativ auf Tellern anrichten und mit dem Dressing beträufeln. Zum Schluss Chili und die Kresse darüber verteilen.

# Kapitel 8: Suppen

Es gibt ein Kindermärchen über die rote Rübe. Darin wird beschrieben, wie ein altes Ehepaar in seinem Gärtchen das Gemüse hegt und pflegt. Jeden Tag flüstern sie einen Spruch, und das führt dazu, dass eine rote Rübe wächst und wächst. So groß, dass sie irgendwann einmal den halben Garten einnimmt und die Ernte richtig schwierig ist. Alle müssen zusammenhelfen: Nachbarn, Hund und Katze und am Ende sogar die Maus, bis es am Ende gelingt, die Rübe zu ernten. Gemeinsam kocht man eine leckere Suppe daraus, und alle sind zufrieden. Ob das der viel gerühmte russische Borschtsch war? Oder die litauische Weihnachtssuppe? Wir wissen es nicht – aber diese beiden Suppenrezepte gehören zu den wohl bekanntesten Suppen aus Roter Bete.

## Rote-Bete-Suppe mit Korianderschaum
**Zutaten für 2 Personen:**

| | |
|---|---|
| 250 g Rote Bete | 1 Prise Koriander gemahlen |
| 1 TL Butter | 1 EL Obstessig |
| 1 kleine Zwiebel | 1 Prise Zucker |
| 300 ml Gemüsebrühe | 200 ml Milch |
| Salz | frischer Koriander zum |
| Pfeffer aus der Mühle | Garnieren |

**Zubereitung:**

1. Die Rote Bete waschen, schälen und in dünne Scheiben schneiden. Die Zwiebel abziehen und würfeln. Die Butter in einem Topf schmelzen. Die Zwiebelwürfel und die Rote Bete darin andünsten und die Gemüsebrühe dazugießen.

2. Mit Salz, Pfeffer und gemahlenem Koriander kräftig würzen. In etwa 20 Minuten bei mittlerer Hitze weich kochen. Dann in einem Mixer sehr fein pürieren und mit Obstessig und Zucker pikant abschmecken.

3. Für den Milchschaum die Milch in einem kleinen Topf erhitzen. Mit Salz und gemahlenem Koriander würzen und mit einem Pürierstab schaumig aufmixen, dabei den Topf leicht schräg halten, so bildet sich der Schaum besser.

4. Die Suppe in kleine Tassen verteilen. Milchschaum abschöpfen, auf die Suppe geben und mit frischem Koriander garnieren.

## Rote-Bete-Käsesuppe mit Brunnenkresse

**Zutaten für 4 Personen:**

| | |
|---|---|
| 2 Rote Beten | 1 Lorbeerblatt |
| 2 Karotten | Salz |
| 1 Zwiebel | Pfeffer aus der Mühle |
| 1 EL Butter | Muskatnuss |
| 800 ml Gemüsebrühe | 200 g Comté-Käse |
| 200 ml Milch | 4 Stängel Brunnenkresse |

**Zubereitung:**

1. Rote Bete und Karotten waschen, schälen und klein schneiden. Die Zwiebel abziehen und in Streifen schneiden. Das Gemüse in einem Topf mit zerlassener Butter andünsten. Mit Gemüsebrühe und Milch aufgießen und aufkochen lassen.

2. Das Lorbeerblatt zugeben, salzen, pfeffern und mit Mus-

kat würzen. Die Suppe etwa 20 Minuten bei mittlerer Hitzezufuhr kochen lassen. Ab und zu umrühren und falls nötig etwas Wasser nachgießen.

3. Den Käse klein schneiden und dazugeben. Das Lorbeerblatt entfernen und die Suppe mit dem Pürierstab pürieren und leicht aufschäumen. Die Suppe in Suppentellern anrichten und mit der Brunnenkresse garnieren.

## Rote-Bete-Auberginen-Suppe

**Zutaten für 2 Personen:**

| | |
|---|---|
| 1 Rote Bete | ¼ TL Fenchelsaat |
| 100 g Kartoffeln | ¼ TK Korianderkörner |
| 500 ml Gemüsebrühe | weißer Pfeffer aus der Mühle |
| 200 g Auberginen | 50 ml Sahne |
| Salz | 4 Stängel Koriander |
| ¼ TL Kümmel | |

**Zubereitung:**

1. Die Rote Bete und die Kartoffeln schälen, waschen, in kleine Stücke schneiden und mit der Gemüsebrühe in einem Topf zum Kochen bringen. Die Aubergine waschen, schälen, das Fruchtfleisch klein schneiden und dazugeben.

2. Mit Salz, Kümmel, Fenchel, Koriander und weißem Pfeffer würzen und das Ganze etwa 20 Minuten kochen lassen. Die Suppe mit einem Mixstab pürieren.

3. Die Sahne zufügen, aufkochen lassen und mit Salz und wenig Pfeffer abschmecken.

Korianderblätter kalt abbrausen, trocken schütteln und klein schneiden. Die Suppe anrichten und die Korianderblätter über die Suppe streuen.

# Toskanische Rote-Bete-Bohnensuppe

**Zutaten für 2 Personen:**

| | |
|---|---|
| 1 kleine Zwiebel | ½ Chilischote |
| 1 Rote Bete | 1 Knoblauchzehe |
| 1 rote Paprikaschote | 1 Tomate |
| 200 g Lauch | 1 l Gemüsebrühe |
| 200 g weiße Bohnen (Dose) | Salz |
| 1 TL Olivenöl | Pfeffer aus der Mühle |

**Zubereitung:**

1. Die Zwiebel abziehen und in feine Würfel schneiden. Rote Bete schälen und in kleine Würfel schneiden. Die Paprikaschote putzen, entkernen, waschen und das Fruchtfleisch ebenfalls klein würfeln. Lauch waschen, der Länge nach vierteln und in dünne Streifen schneiden. Die Bohnen in ein Sieb abgießen.

2. Das Olivenöl in einem Suppentopf erhitzen und die Zwiebelwürfel, Paprikawürfel, Rote-Bete-Würfel und den Lauch darin anbraten. Die Chilischote waschen, klein hacken und dazugeben. Knoblauch abziehen, in dünne Scheiben schneiden und mit den Bohnen zufügen.

3. Die Tomate waschen, klein schneiden, in einem Mixer pürieren und mit der Gemüsebrühe dazugeben. Die Suppe kurz aufkochen lassen. Mit Salz und Pfeffer aus der Mühle würzen und bei mittlerer Hitze etwa 15 Minuten garen. Mit Salz und Pfeffer aus der Mühle abschmecken und anrichten.

# Rote-Bete-Gemüsesuppe
# mit Buchweizennocken

## Zutaten für 4 Personen für die Buchweizennocken

| | |
|---|---|
| 100 g Buchweizenschrot, fein | 1 Knoblauchzehe |
| 2 EL Zwiebelwürfel | 2 Rote Beten |
| 50 g Butter | 1 Karotte |
| 250 ml Gemüsebrühe | 100 g Knollensellerie |
| Salz, Pfeffer | 1 TL Tomatenmark |
| 1 Bund Petersilie gehackt | 100 ml Weißwein |
| 1 Ei | 800 ml Gemüsebrühe |

### Zutaten für die Suppe

| | |
|---|---|
| 1 EL Olivenöl | Salz |
| 1 Zwiebel | Pfeffer aus der Mühle |
| | frisch geriebene Muskatnuss |

## Zubereitung:

1. Für die Nocken den Buchweizen ohne Fettzugabe unter ständigem Rühren in einem Topf leicht anrösten. Die Butter zugeben und unterrühren, bis der Buchweizen die Butter aufgesogen hat. Die Zwiebelwürfel zugeben und kurz mit anschwitzen. Mit der Gemüsebrühe ablöschen. Mit Salz und Pfeffer würzen und zu einem Kloß abbrennen.

2. Den Buchweizenkloß in eine Schüssel umfüllen und etwas auskühlen lassen. Danach die gehackte Petersilie und das Ei unterrühren. Nun mit 2 Kaffeelöffeln kleine Nocken abstechen und in siedendem Salzwasser 8 bis 10 Minuten gar ziehen lassen.

3. Inzwischen für die Suppe die Zwiebel und den Knoblauch abziehen und in feine Würfel schneiden. Das Gemüse schälen und in kleine Würfel schneiden. Das Öl in einem Topf erhitzen und die Zwiebel mit dem Knoblauch darin glasig anschwitzen.

4. Nun das Gemüse zugeben und ebenfalls mit anschwitzen.

Danach das Tomatenmark dazugeben und mit Weißwein ablöschen. Mit der Gemüsebrühe auffüllen, aufkochen und etwa 15 Minuten leicht köcheln lassen, bis das Gemüse weich ist. Mit Salz, Pfeffer und Muskat deftig abschmecken und mit den Buchweizennocken anrichten.

## Kalte Rote-Bete-Gazpacho

**Zutaten für 4 Personen:**

| | |
|---|---|
| 1 gelbe Paprikaschote | 1 EL Olivenöl fruchtig |
| 150 g Salatgurke | 250 ml Gemüsebrühe |
| 1 Zwiebel | 1 EL Sherryessig |
| 1 Knoblauchzehe | 1 EL Honig |
| 200 g Tomaten passiert | Salz |
| 100 g eingelegte Rote Bete | Pfeffer aus der Mühle |
| 25 g Weißbrot ohne Rinde | frischer Oregano |
| 6 grüne Oliven ohne Kern | |

**Zubereitung:**

1. Paprikaschote putzen, waschen und in Stücke schneiden. Salatgurke schälen und ebenfalls in Stücke schneiden. Zwiebel und Knoblauch abziehen und klein schneiden.

2. Passierte Tomaten, eingelegte Rote Bete, Gurken, Paprika, Zwiebel und Knoblauch, Weißbrot, Oliven und das Olivenöl in einen Mixer geben. Die Gemüsebrühe hinzugeben und das Ganze fein mixen.

3. Mit Essig, Honig, Salz, Pfeffer und Oregano abschmecken und die Suppe dann gut durchkühlen lassen. Vor dem Anrichten durchrühren und pikant abschmecken. Mit frischem Oregano garnieren.

# Pikante Rote-Bete-Karottensuppe

**Zutaten für 2 Personen:**

| | |
|---|---|
| 2 Rote Beten | 1 TL Thymian |
| 2 Karotten | 1 TL Majoran |
| 1 Schalotte | Salz |
| 1 Stange Lauch | Pfeffer aus der Mühle |
| 1 EL Olivenöl | 2 EL Sauerrahm |
| 800 ml Gemüsebrühe | |

**Zubereitung:**

1. Die Roten Beten und die Karotten unter fließendem Wasser mit der Gemüsebürste waschen. Anschließend schälen (Einweghandschuhe) und in kleine Würfel schneiden. Die Schalotte abziehen und klein schneiden. Den Lauch längs halbieren, waschen und in kleine Stücke schneiden.

2. In einem Topf das Olivenöl erhitzen und die Schalotte und den Lauch darin kurz anschwitzen. Rote Beten und Karotten dazugeben und unter Rühren leicht anbraten. Das Ganze mit Gemüsebrühe auffüllen und etwa 30 Minuten bei geringer Hitze zugedeckt köcheln lassen, bis das Gemüse weich ist.

3. Die Suppe zum Schluss mit einem Mixstab pürieren und mit Thymian, Majoran, Salz und Pfeffer pikant abschmecken. Auf 2 Teller verteilen und je einen Esslöffel Sauerrahm darübergeben.

# Rote-Bete-Bohnentopf

**Zutaten für 4 Personen:**

300 g getrocknete Boh-
   nen (z. B. Kidneybohnen,
   Weiße Bohnen, Wachtel-
   bohnen)
1 Zwiebel
1 Knoblauchzehe
2 Rote Beten

¼ Knollensellerie
80 g getrocknete Tomaten,
   in Olivenöl
800 ml Gemüsebrühe
Salz
Pfeffer aus der Mühle
2 Stängel Liebstöckel

**Zubereitung:**

1. Einen Tag vor der Zubereitung die Bohnen über Nacht in 1,5 Liter Wasser einweichen. Am nächsten Tag die Bohnen in ein Küchensieb abschütten. Das Sieb mit den Bohnen in eine Schüssel hängen und mit einem Deckel oder Tuch abdecken.
2. Die Zwiebel und den Knoblauch abziehen und in kleine Würfel schneiden. Rote Beten und Knollensellerie schälen und in kleine Würfel schneiden. Das Öl von den eingelegten Tomaten in einen Topf geben und erwärmen.
3. Die Zwiebelwürfel dazugeben und darin glasig dünsten. Knoblauch zugeben und mit andünsten. Mit der Gemüsebrühe aufgießen und die Bohnen dazugeben. Die eingelegten Tomaten klein würfeln und mit der Roten Bete und dem Sellerie zugeben und unterrühren.
4. Mit Salz und Pfeffer kräftig würzen und das Ganze bei mittlerer Hitzezufuhr etwa 45 Minuten weich kochen. Inzwischen Liebstöckel waschen und sehr fein schneiden. Zum Schluss zum Rote-Bete-Bohnentopf geben, mit Salz und Pfeffer abschmecken und anrichten.

# Rote-Bete-Kürbissuppe mit Mango

**Zutaten für 2 Personen:**

| | |
|---|---|
| 1 Rote Bete | 50 ml Sahne |
| 200 g Kürbis | Salz |
| 1 Mango | Pfeffer aus der Mühle |
| 500 ml Gemüsebrühe | frisch geriebener Ingwer |
| 1 Sternanis | |

**Zubereitung:**

1. Rote Bete waschen, schälen und klein schneiden. Den Kürbis waschen, schälen und die Kerne mit einem Esslöffel entfernen. Mango waschen, den Kern herausschneiden und die Frucht schälen.

2. Kürbis und Mango in kleine Stücke schneiden und mit der Roten Bete in einen Kochtopf geben. Die Gemüsebrühe und den Sternanis dazugeben und das Ganze bei mittlerer Hitze etwa 30 Minuten kochen. Ab und zu umrühren und wenn nötig etwas Wasser zugeben.

3. Den Sternanis entfernen, die Sahne zufügen, unterrühren und die Suppe mit einem Mixstab pürieren. Die Suppe mit Salz und frisch geriebenem Ingwer pikant abschmecken und in Tellern anrichten.

# Indische Rote-Bete-Pastinaken-Suppe

**Zutaten für 4 Personen:**

| | |
|---|---|
| 1 Zwiebel | 1 l Gemüsebrühe |
| 2 Knoblauchzehen | 150 g Sahne |
| 2 Rote Beten | Salz |
| 2 Pastinaken | Pfeffer aus der Mühle |
| 1 EL Butter | 1 Apfel |
| 1 EL Mehl | 2 EL Schnittlauchröllchen |
| 1 EL Currypulver | |

**Zubereitung:**

1. Die Zwiebel abziehen und klein würfeln. Den Knoblauch abziehen und in Scheiben schneiden. Die Roten Beten und die Pastinaken schälen und in kleine Stücke schneiden.

2. Die Butter in einem Topf schmelzen und die Zwiebel, Knoblauch, Roten Beten und Pastinaken dazugeben. Bei geringer Hitzezufuhr etwa 10 Minuten andünsten. Dann das Mehl und das Currypulver einstreuen und unter Rühren einige Minuten weiterdünsten.

3. Nun die Gemüsebrühe zugießen und das Ganze bei mittlerer Hitzezufuhr weich kochen. Die Suppe mit einem Pürierstab pürieren. Die Sahne zufügen und mit Salz und Pfeffer aus der Mühle würzig abschmecken.

4. Den Apfel waschen, das Kerngehäuse entfernen und vierteln, dann in kleine Streifen schneiden und mit den Schnittlauchröllchen auf die Suppe streuen.

# Kapitel 9: Als Vorspeise oder Zwischengericht

Ein klassisches Drei-Gänge-Menü besteht aus Vor-, Haupt- und Nachspeise. Serviert man mehr, kommt ab dem vierten Gang ein sogenanntes Zwischengericht dazu. Es wird als kleine kalte oder warme Speise in der Reihenfolge zwischen zwei Hauptgerichten serviert – daher die Bezeichnung »Zwischengang«. Normalerweise sind das eher leichte Speisen, manchmal mit exotischen Zutaten oder einem »Farbtupfer« sowohl in Optik wie Geschmack. Klar, dass Rote Beten sich dafür bestens eignen.

## Carpaccio von Rote Bete mit Kräuterjoghurtdip

**Zutaten für 2 Personen:**

2 Rote Beten
Jodsalz, Pfeffer,
    Zucker
1 EL Keimöl
1 EL Apfelessig
2 EL Mineralwasser

1 Kräuterbund
    (Petersilie, Schnittlauch,
    Kresse, Borretsch)
150 g Joghurt
1 Bund Rucola
2 EL Mungbohnensprossen
einige Borretschblüten
20 g Parmesankäse

**Zubereitung:**

1. Rote Bete waschen, schälen und in etwa 2 mm dünne Scheiben schneiden oder hobeln. Die Scheiben in Essigsud (1 l Wasser / 2 EL Apfelessig / ½ TL Salz) etwa 12 bis 15 Minuten bissfest garen.

2. Inzwischen aus Salz, Pfeffer, Zucker, Keimöl, Mineralwasser und Apfelessig eine aromatische Marinade rühren und kräftig abschmecken. Die Rote-Bete-Scheiben mit einem Schaumlöffel aus dem Sud nehmen und noch heiß in die Marinade einlegen. Etwa 20 Minuten abkühlen lassen.

3. In der Zwischenzeit die Kräuter kalt abbrausen, Blättchen abzupfen und fein hacken. Den Joghurt in eine kleine Schüssel geben und mit den Kräutern verrühren. Mit wenig Salz und Pfeffer würzig abschmecken. Rucola und Sprossen verlesen, kalt abspülen und trocken tupfen.

4. Die Borretschblüten kalt abwaschen und trocken tupfen. Rote-Bete-Scheiben mit dem Rucola, den Sprossen und den Borretschblüten dekorativ auf Vorspeisentellern anrichten. Parmesankäse darüberreiben und den Kräuterjoghurtdip klecksweise darauf verteilen.

## Pikante Rote-Bete-Gemüse-Pizza

**Zutaten für 2 Personen:**

| | |
|---|---|
| 20 g Butter | 1 gelbe Zucchini |
| Salz | 2 Rote Beten |
| 1 Prise gemahlene Muskatnuss | 2 Tomaten |
| | 2 Lauchzwiebeln |
| 1 Prise Cayennepfeffer | 100 g Champignons |
| 1 Ei | Pfeffer aus der Mühle |
| 100 g Mehl | Paprikapulver |
| ½ TL Backpulver | getrockneter Oregano |
| 2 EL Milch | 20 g geriebener Emmentaler |

**Zubereitung:**

1. Für den Pizzateig die weiche Butter mit dem Salz, der Muskatnuss und dem Cayennepfeffer schaumig rühren. Das Ei unter die Butter ziehen. Das Mehl mit dem Backpulver mischen, durch ein Sieb auf die Buttermasse streuen und zusammen mit der Milch darunterrühren. Den Teig beiseite stellen und ruhen lassen.

2. Den Backofen auf 160 °C (Umluft: 160 °C, Gas: Stufe 2) vorheizen. Eine Springform von etwa 28 cm Durchmesser mit Backpapier auslegen. Die Zucchini gründlich waschen, Rote Bete waschen und schälen und beides in dünne Scheiben schneiden.

3. Die Tomaten putzen, waschen und in Scheiben schneiden. Die Lauchzwiebeln putzen, waschen, in dünne Ringe schneiden. Die Champignons waschen, putzen und anschließend in Scheiben schneiden.

4. Den Teig in die Springform geben und den Teig glatt streichen. Das Gemüse auf dem Teig verteilen und mit Salz, Pfeffer, Paprikapulver sowie Oregano würzen. Zum Schluss den geriebenen Käse auf dem Gemüse gleichmäßig verteilen.

5. Die Pizza im Backofen auf der mittleren Schiene etwa 50 Minuten backen. Danach in der Form etwa 10 Minuten abkühlen lassen und servieren.

## Deftige Rote-Bete-Lasagne

**Zutaten für 2 Personen:**

| | |
|---|---|
| 2 Rote Beten | Muskatnuss, frisch gerieben |
| Salz | 2 EL Mehl |
| 2 Frühlingszwiebeln | 400 ml Gemüsebrühe |
| 1 EL Sonnenblumenöl | 1 EL Butter für die Form |
| 300 g Hackfleisch | 50 g geriebener Emmentaler |
| Pfeffer aus der Mühle | |

**Zubereitung:**

1. Rote Bete waschen, schälen und in dünne Scheiben schneiden. In kochendem Salzwasser etwa 5 Minuten blanchieren. In ein Sieb abgießen und abtropfen lassen.

2. Inzwischen die Frühlingszwiebeln waschen, putzen und in Scheiben schneiden. In einer beschichteten Pfanne das Öl erhitzen und das Hackfleisch darin anbraten. Die Frühlingszwiebeln dazugeben und mitbraten. Mit Salz, Pfeffer und Muskat würzen.

3. Das Mehl darüberstreuen und mit der Gemüsebrühe aufgießen. Das Ganze aufkochen lassen und kräftig mit Salz und Pfeffer abschmecken.

4. Eine Auflaufform mit Butter ausfetten und den Boden schuppenförmig mit der Hälfte der Rote-Bete-Scheiben auslegen. Die Hackfleischmischung daraufgeben und mit den restlichen Rote-Bete-Scheiben belegen.

5. Zum Schluss mit dem Käse bestreuen und im vorgeheizten Backofen bei 200 °C (Umluft: 160 °C, Gas: Stufe 2) etwa 20 Minuten garen.

## Rote-Bete-Paprikagemüse mit geräuchertem Tofu

**Zutaten für 2 Personen:**

| | |
|---|---|
| 2 Rote Beten | 1 EL Sesamöl |
| 1 rote Zwiebel | 1 Knoblauchzehe |
| 2 gelbe Paprikaschoten | 1 cm Ingwer |
| 1 Frühlingslauch | 1 EL Sesamsaat |
| 200 g geräucherter Tofu | 2 EL Sojasauce |
| Salz, Pfeffer aus der Mühle | Chili aus der Mühle |

**Zubereitung:**

1. Rote Bete waschen, schälen, zuerst in Scheiben, dann in

Streifen schneiden. Die Zwiebel abziehen und in Streifen schneiden. Die Paprikaschoten putzen, entkernen, waschen und das Fruchtfleisch ebenfalls in Streifen schneiden.

2. Den Frühlingslauch putzen und in dünne Scheiben schneiden. Tofu trocken tupfen, zuerst in Scheiben, dann in Streifen schneiden. Das Sesamöl in einem Wok erhitzen. Den Knoblauch abziehen, Ingwer schälen, beides in dünne Streifen schneiden und im Wok anrösten.

3. Rote Bete, Zwiebeln, Lauchzwiebeln und Paprikaschoten dazugeben und mitbraten. Tofu zufügen und unter Rühren rundherum gut anbraten. Sesam und Sojasauce dazugeben und das Ganze einige Minuten fertig garen. Zum Schluss mit Salz, Pfeffer und Chili aus der Mühle abschmecken und anrichten.

## Forellenfilets auf würzigem Rote-Bete-Orangen-Chutney

**Zutaten für 2 Personen:**

| | |
|---|---|
| 4 Forellenfilets mit Haut | 2 Frühlingszwiebeln |
| 1 EL Zitronensaft | 1 Thymianzweig |
| Salz | 1 EL Butter |
| Pfeffer aus der Mühle | 50 ml Weißwein |
| 1 EL Olivenöl | 1 TL Rosa Beeren |
| 2 Orangen | 1 Schuss Apfelessig |
| 2 Rote Beten | ½ TL Zucker |
| Etwa 1 cm von einer frischen Ingwerwurzel | 2 Dillzweige |

**Zubereitung:**

1. Für das Rote-Bete-Orangen-Chutney die Orange so schälen, dass auch die weiße Haut entfernt wird. Die Orangenfilets aus den Trennhäuten schneiden. Die Rote Bete schälen

und sehr klein würfeln. Den Ingwer schälen und klein hacken.

2. Die Frühlingszwiebeln waschen, putzen und schräg in Ringe schneiden. Die Thymianzweige abbrausen und trocken schütteln. Butter in einem Topf schmelzen, Frühlingszwiebeln und Ingwer dazugeben und darin anschwenken.

3. Mit Weißwein aufgießen und Rote Bete, Orangenfilets, Rosa Beeren und Thymian dazugeben. Das Chutney gut durchkochen lassen und pikant mit einem Schuss Essig, Zucker, Salz und Pfeffer abschmecken.

4. Inzwischen die Forellenfilets unter fließendem kalten Wasser waschen und trocken tupfen. Von beiden Seiten mit Zitronensaft beträufeln und mit Salz und Pfeffer bestreuen.

5. In eine kalte Pfanne Olivenöl geben und die Fischfilets einlegen. Bei schwacher Hitze von beiden Seiten braten. Das Rote-Bete-Orangen-Chutney mit den Forellen auf Tellern anrichten und mit je einem Dillzweig garnieren.

## Gebackene Rote-Bete-Reisbällchen mit Korianderjoghurt

**Zutaten für 2 Personen:**

| | |
|---|---|
| 80 g Naturreis | 2 EL Kartoffelmehl |
| Salz | 1 Ei |
| 1 Bund Koriander | Pfeffer aus der Mühle |
| 1 Karotte | 150 g Joghurt |
| 1 Rote Bete | Speiseöl zum Ausbacken |
| 2 EL Mehl | kleine Spieße |

**Zubereitung:**

1. Den Reis nach Packungsanweisung in Salzwasser kochen. In ein Sieb abschütten, kalt abbrausen und abtropfen lassen. Den Koriander waschen und klein schneiden.

2. Die Möhren und die Rote Bete schälen und in eine Schüssel

reiben. Das Mehl, Kartoffelmehl und die Eier dazugeben und verrühren. Die Hälfte vom Koriander mit dem Reis zur Masse geben. Unterrühren und kräftig mit Salz und Pfeffer würzen.

3. Für den Dip Joghurt in einer Schüssel verrühren. Den übrigen Koriander, Salz und Pfeffer dazugeben, verrühren und kräftig abschmecken.

4. Aus der Masse Bällchen formen und nach und nach in nicht zu heißem Öl ausbacken. Die Reisbällchen auf Küchenpapier legen, Spießchen einstecken und anrichten. Den Joghurtdip dazu reichen.

## Crostini mit Rote-Bete-Avocado-Creme und Truthahnschinken

**Zutaten für 2 Personen:**

| | |
|---|---|
| 80 g eingelegte Rote Bete | 1 Prise Zucker |
| 1 Avocado | 1 Karotte |
| 200 g Crème fraîche | 8 Scheiben Ciabatta |
| 1 cm Ingwer | 1 TL Olivenöl |
| 1 TL Zitronensaft | 80 g Truthahnschinken, dünn |
| Salz | geschnitten |
| Pfeffer aus der Mühle | |

**Zubereitung:**

1. Die eingelegte Rote Bete aus dem Glas nehmen, in einem Sieb abtropfen lassen und klein schneiden. Die Avocado schälen, entkernen, das Fruchtfleisch klein schneiden und mit Crème fraîche, Ingwer und Zitronensaft in einen Mixbecher geben und pürieren.

2. Die Rote-Bete-Avocado-Creme mit wenig Salz, Pfeffer aus der Mühle und wenig Zucker pikant abschmecken. Die Karotte schälen und in lange Streifen schneiden oder raspeln.

3. Ciabatta in einer Pfanne mit Olivenöl von beiden Seiten

rösten. Die Brotscheiben aus der Pfanne nehmen und auf Küchenpapier auskühlen lassen. Die Creme auf die Brote verteilen und mit Truthahnschinken belegen und die Karottenraspeln darüber verteilen.

## Zucchiniblüten mit Rote-Bete-Grünkern-Füllung

**Zutaten für 2 Personen:**

| | |
|---|---|
| 1 Zwiebel | Pfeffer aus der Mühle |
| 2 kleine Rote Beten | gemahlene Muskatnuss |
| 2 EL Olivenöl | 1 Kräuterbund (Petersilie, |
| 50 g Grünkernschrot | Schnittlauch, Majoran) |
| 100 ml Gemüsebrühe | 4 Zucchiniblüten |
| Salz | |

**Zubereitung:**

1. Die Zwiebel abziehen und klein würfeln. Rote Bete schälen und ebenfalls klein würfeln. Das Olivenöl in einem flachen Topf erwärmen, den Grünkern einrühren und so lange rühren, bis der Grünkern von dem Olivenöl umschlossen ist.

2. Danach Zwiebelwürfel und Rote Bete zugeben und unterrühren. Mit der Gemüsebrühe ablöschen, würzen und im Backofen bei etwa 200 °C (Umluft: 180 °C, Gas: Stufe 3) 20 Minuten quellen lassen. Die Kräuter waschen, trocken schütteln und klein hacken.

3. Herausnehmen und die fein geschnittenen Kräuter unterheben. Die Masse auskühlen lassen. Die Zucchiniblüten damit füllen und im Dampfgarer oder Dampfgartopf etwa 10 Minuten garen. Die gefüllten Zucchiniblüten auf Tellern anrichten.

# Rote-Bete-Zucchini-Röllchen mit Minz-Marinade

**Zutaten für 2 Personen:**

| | |
|---|---|
| 2 lange Rote Beten | 1 Bio-Orange |
| 2 Zucchini | 2 Stängel Minze |
| etwas Öl zum Bepinseln | 2 EL Olivenöl |
| Salz | 1 Prise Zucker |
| Pfeffer aus der Mühle | |

**Zubereitung:**

1. Die Rote Bete putzen, schälen, Zucchini waschen und putzen. Beide der Länge nach in etwa 3 mm dünne Scheiben schneiden. Dies geht am besten mit einem Gemüsehobel. Die Rote-Bete- und Zucchinischeiben mit Öl bepinseln und auf einem heißen Grill oder in einer Grillpfanne auf jeder Seite 2 bis 3 Minuten grillen.

2. Anschließend mit Salz und Pfeffer würzen. Je 1 gegrillte Rote-Bete- und Zucchinischeibe aufeinander legen und einrollen. Röllchen mit einem Holzspießchen feststecken und nebeneinander in eine tiefe Schale setzen. Die Bio-Orange waschen, Schale abreiben. Frucht halbieren, Saft auspressen.

3. Die Minze abbrausen, trocken schütteln, Blättchen abzupfen und in feine Streifen schneiden. Orangensaft und Olivenöl verquirlen, Orangenschale und Minze untermischen. Marinade mit Salz, Pfeffer und etwas Zucker würzen und über die Röllchen gießen. Die Röllchen vor dem Servieren etwa 30 Minuten marinieren lassen.

# Rote-Bete-Gemüseflammkuchen

**Zutaten für 4 Personen:**

| | |
|---|---|
| 250 g Mehl | 200 g Frühstücksspeck |
| 80 ml Milch | 200 g Frischkäse |
| 1 TL Trockenhefe | 100 g Crème fraîche |
| Salz | 1 Ei |
| 2 Zwiebeln | 1 Bund Blattpetersilie, ge- |
| 2 Rote Beten | hackt |
| 1 gelbe Zucchini | Pfeffer aus der Mühle |

**Zubereitung:**

1. Aus dem Mehl mit Milch, Trockenhefe und Salz einen festen Teig kneten, in Folie wickeln und 30 Minuten ruhen lassen. Für den Belag Zwiebeln abziehen und in Streifen schneiden. Die Rote Bete schälen und ebenfalls in dünne Streifen schneiden.

2. Zucchini waschen, putzen und in dünne Scheiben schneiden. Den Speck in Streifen schneiden. Den Teig rund ausrollen und in eine gebutterte Form geben.

3. Frischkäse mit Crème fraîche, dem Ei und der Petersilie verrühren. Mit Salz und Pfeffer kräftig würzen und die Frischkäsemasse auf dem Teig verteilen. Zwiebeln, Rote Bete, Zucchini und Speck mischen und darübergeben. Den Flammkuchen bei 180 °C auf der mittleren Schiene im Backofen etwa 30 bis 40 Minuten backen.

# Kapitel 10: Beilage

Rote Bete sind vielseitig: Sie passen zu Fisch, zu Wildbret und auch allen anderen Fleischsorten. Ob süßsauer eingelegt und dann als kalte Beilage oder als Gemüse warm serviert: Die Rote Rübe unterstreicht den Geschmack vieler Hauptgerichte.

## Süßsauer marinierte Rote Bete

**Zutaten für 4 Personen:**

| | |
|---|---|
| 1 kg Rote Bete | 100 ml Rotwein |
| 4 EL Zucker | Salz |
| 2 EL Salz | 1 TL Dijonsenf |
| 1 EL Koriander | 4 EL Olivenöl |
| 1 TK Kümmel | 2 EL gehackte Kräuter |
| 200 ml Obstessig | (Petersilie, Schnittlauch, |
| 2 Schalotten | Basilikum) |
| 2 EL Rotweinessig | |

**Zubereitung:**

1. Die Roten Beten gründlich waschen. In einem Sud aus 2 Liter Wasser, Zucker, Salz, Koriander, Kümmel und Obstessig in etwa 1 Stunde weich kochen. In ein großes Sieb abgießen und in kaltes Wasser legen, mit den Händen (Einweghandschuhe) die dicke Schale abpellen.

2. Die geschälten Roten Beten in Spalten oder Würfel schneiden. Die Schalotten abziehen und fein würfeln. Aus dem Rot-

weinessig, Rotwein, Salz und Zucker ein süßsaures Dressing rühren und würzig mit dem Senf abschmecken.

3. Die Schalottenwürfel und die gehackten Kräuter daruntermischen. Die noch warmen Roten Beten in das Dressing geben und darin etwa 2 Stunden ziehen lassen. Zum Schluss das Öl dazugeben und untermengen. Die eingelegten Roten Beten eignen sich als kalte Gemüsebeilage zu Fleisch- und Fischgerichten.

## Glacierte Rote Bete

**Zutaten für 4 Personen:**

| | |
|---|---|
| 800 g Rote Bete | 1 TL Zucker |
| 500 ml Gemüsebrühe | Salz |
| 2 EL Butter | weißer Pfeffer aus der Mühle |

**Zubereitung:**

1. Die Rote Bete waschen, putzen, schälen, halbieren und in dünne Scheiben schneiden. Die Gemüsebrühe und die Butter in einem Topf erhitzen und die Rote Bete darin etwa 20 Minuten garen.

2. Dann den Zucker darüberstreuen und die Rote Bete mit einem Kochlöffel umrühren, sodass sich der Zucker gut verteilt. Die Rote Bete glasieren lassen und zum Schluss mit Salz und wenig weißem Pfeffer abschmecken. Die glasierten Roten Beten passen besonders gut zu gebratenem Fleisch oder Geflügel.

# Rote-Bete-Risotto

**Zutaten für 4 Personen:**

| | |
|---|---|
| 1 kleine Zwiebel | Salz |
| 4 EL Butter | Pfeffer aus der Mühle |
| 250 g Risottoreis | 1 Bund glatte Petersilie |
| 1 l Gemüsebrühe | 2 EL geriebener Parmesan- |
| 1 Schuss Rotwein | käse |
| 2 Rote Beten (gegart) | |

**Zubereitung:**

1. Die Zwiebel abziehen und fein würfeln. In einem Topf 2 Esslöffel der Butter zerlassen und den Reis mit der Zwiebel darin glasig dünsten. Die Gemüsebrühe erhitzen und nach und nach zum Reis geben, gerade so viel, dass der Reis mit der Brühe bedeckt ist.

2. Ab und zu umrühren und etwa 15 bis 20 Minuten garen, bis der Reis gar ist. Die Rote Bete in kleine Würfel schneiden. Die restliche Butter in einer Pfanne zerlassen und die Rote-Bete-Würfel darin anbraten. Mit einem Schuss Rotwein ablöschen und mit Salz und Pfeffer abschmecken.

3. Die Blattpetersilie waschen, trocken tupfen und fein hacken. Die Rote Bete und die Petersilie mit dem geriebenen Käse unter den Risotto heben, abschmecken und anrichten. Der Rote-Bete-Risotto eignet sich besonders als Beilage zu Geflügel- und Fischgerichten.

# Rote-Bete-Kartoffelpüree

**Zutaten für 4 Personen:**

| | |
|---|---|
| 2 Rote Beten (ca. 250 g) | 200 ml Milch |
| 500 g Kartoffeln, mehlig kochend | 1 EL Butter |
| | Pfeffer aus der Mühle |
| Salz | frisch geriebene Muskatnuss |

**Zubereitung:**

1. Die Roten Beten und die Kartoffeln schälen und klein schneiden. Anschließend in kochendem Salzwasser weich kochen. In ein Sieb abschütten und etwas ausdampfen lassen. Die Milch erhitzen.

2. Die gegarten Roten Beten und Kartoffeln durch eine Kartoffelpresse in eine Schüssel drücken. Die Butter dazu geben, mit einem Schneebesen umrühren und nach und nach so viel von der heißen Milch dazugeben, dass ein cremiges Püree entsteht.

3. Zum Schluss mit Salz, Pfeffer und wenig Muskatnuss abschmecken. Das Püree passt gut zu Innereien oder geschmorten Gerichten wie beispielsweise Rouladen.

## Abendländliche Gewürz-Rote-Bete

**Zutaten für 4 Personen:**

| | |
|---|---|
| 800 g Rote Bete | 1 EL Honig |
| 2 cm frischer Ingwer | Salz |
| 2 EL Butter | Pfeffer aus der Mühle |
| 4 Kardamomkapseln | 250 ml Orangensaft |
| ½ TL Senfkörner | |

**Zubereitung:**

1. Die Rote Bete putzen, schälen und in dünne Scheiben schneiden. Den Ingwer schälen und fein hacken. Die Butter in einer Pfanne schmelzen, den Ingwer dazugeben und darin 1 Minute unter Rühren andünsten.

2. Die Kardamomkapseln zerdrücken und mit den Senfkörnern zum Ingwer geben. Die Rote Bete in die Pfanne legen und den Honig zufügen.

3. Das Ganze bei mittlerer Hitzezufuhr andünsten. Mit dem Orangensaft ablöschen, mit Salz und Pfeffer aus der Mühle

würzen und die Pfanne mit einem Deckel abdecken. Die Rote Bete zugedeckt etwa 15 Minuten garen, dabei gelegentlich umrühren. Diese Beilage passt gut zu dunklem Fleisch oder Wild.

## Gratinierte Rote Bete mit Nusskruste

**Zutaten für 4 Personen:**

| | |
|---|---|
| 600 g Rote Bete | 500 ml Gemüsebrühe |
| 5 EL Butter | 100 g gehackte Haselnüsse |
| Salz | 80 g Paniermehl (Semmel- |
| frisch geriebene Muskatnuss | brösel) |

**Zubereitung:**

1. Rote Bete waschen, schälen und in schmale Stifte oder Scheiben schneiden. Zwei Esslöffel von der Butter in einer Pfanne schmelzen, die Rote Bete dazugeben, mit Salz und Pfeffer aus der Mühle würzen und andünsten.

2. Die Gemüsebrühe dazugeben, die Pfanne abdecken und die Rote Bete bei mittlerer Hitzezufuhr weich dünsten. Eine Auflaufform mit Butter ausstreichen und die Rote Bete hineingeben.

3. Die restliche Butter bei geringer Hitze schmelzen, die Haselnüsse und das Paniermehl einrühren und diese Mischung über die Rote Bete geben. Im vorgeheizten Backofen bei 220 °C (Umluft: 200 °C, Gas: Stufe 3) oder unter einem Grill einige Minuten gratinieren.

# Rote-Bete-Kartoffelpuffer

**Zutaten für 4 Personen:**

| | |
|---|---|
| 400 g Kartoffeln | 50 g geriebener Käse |
| 2 Rote Beten | 1 EL gehackte Petersilie |
| 2 Eier | Salz |
| 2 EL Sahne | Muskatnuss |
| 4 EL Mehl | Rapsöl zum Ausbacken |
| 50 g gehackte Haselnüsse | |

**Zubereitung:**

1. Die Kartoffeln waschen, schälen und grob raspeln, in einem Mulltuch gut ausdrücken und in eine Schüssel geben. Die Rote Bete waschen, schälen, ebenfalls raspeln und zu den Kartoffeln geben.

2. Die Eier, Sahne und das Mehl dazugeben und das Ganze verkneten. Die Haselnüsse, den Käse und die gehackte Petersilie zugeben und die Puffermasse mit Salz und Muskatnuss kräftig würzen.

3. Wenig Öl in einer beschichteten Pfanne erhitzen und nach und nach kleine, flache Rote-Bete-Kartoffelpuffer ausbacken. Die fertigen Puffer aus der Pfanne nehmen und warm stellen. Die Puffer passen zu Fleisch- und Geflügelgerichten. Mit einem bunt gemischten Salat auch als vegetarisches Gericht zu empfehlen.

# Ungarisches Rote-Bete-Karotten-Gemüse

**Zutaten für 4 Personen:**

| | |
|---|---|
| 300 g Karotten | 1 EL Sonnenblumenöl |
| 300 g Rote Bete | Salz |
| 2 Paprikaschoten | Pfeffer aus der Mühle |

**Zubereitung:**

1. Die Karotten und die Rote Bete putzen, waschen und schälen. Mit einem Messer in dünne Scheiben schneiden oder mit einem Gemüsehobel hobeln. Die Paprikaschoten putzen, entkernen, waschen und in kleine Würfel schneiden.

2. Das Sonnenblumenöl in einer Pfanne erwärmen und die Karotten, Rote Bete und Paprikawürfel darin kurz andünsten lassen. Mit wenig Wasser ablöschen und bei geringer Hitzezufuhr etwa 10 bis 15 Minuten garen. Zum Schluss mit Salz und Pfeffer abschmecken. Passt zu Geflügel- und Schweinefleisch.

## Deftige Rote Bete mit Esskastanien

**Zutaten für 4 Personen:**

500 g gegarte Rote Bete (küchenfertig)

2 Schalotten

5 Knoblauchzehen

200 g Maronen (küchenfertig gegart und geschält)

2 EL Sonnenblumenöl

½ TL Senfkörner

Salz

Zucker

Pfeffer aus der Mühle

**Zubereitung:**

1. Die Rote Bete kurz kalt abbrausen, mit Küchenpapier trocken tupfen und in Würfel schneiden. Die Schalotten abziehen und in feine Scheiben schneiden. Den Knoblauch abziehen und vierteln.

2. Das Öl in einer Pfanne erhitzen und Rote Bete und Esskastanien darin anbraten. Die Senfkörner zugeben und das Ganze etwa 10 Minuten unter gelegentlichem Umrühren braten. Die Knoblauchzehen und die Schalotten dazugeben und unterrühren.

3. Eventuell etwas Wasser dazugießen und alles zusammen in etwa 5 Minuten weich garen. Zum Schluss mit Salz, einer Prise

Zucker und Pfeffer aus der Mühle würzig abschmecken. Passt als Beilage zu dunklen Fleisch- und Wildgerichten.

## Pikante Rote Bete in Orangenmarmelade

**Zutaten für 4 Personen:**

| | |
|---|---|
| 800 g Rote Bete | 2 EL Butter |
| 4 EL Zucker | 80 g Orangenmarmelade |
| 2 EL Salz | Salz |
| 1 TL Kümmel | Pfeffer aus der Mühle |
| 200 ml Obstessig | |

**Zubereitung:**

1. Die Rote Bete gründlich waschen. In einem Sud aus 2 Liter Wasser mit dem Zucker, Salz, Kümmel und dem Essig etwa 1 Stunde weich kochen. Abschütten, kalt abschrecken und die Schale abpellen.

2. Die Rote Bete in Spalten schneiden. Die Butter in einer Pfanne schmelzen und die Orangenmarmelade zufügen. Die Rote Bete hineingeben, schwenken und kurz darin schmoren lassen. Zum Schluss mit etwas Salz und Pfeffer würzen. Passt gut zu Kaninchen, Schnitzel oder Wildgerichten.

# Kapitel 11: Hauptgericht

Rote Bete als Hauptgericht? Auf den ersten Blick klingt das ungewöhnlich. Aber kombiniert mit Reis, Pasta, Kartoffeln und natürlich Fleisch oder Fisch sind die Rüben eine willkommene Abwechslung auf der herbstlichen Speisekarte.

## Fettuccine mit Pilzen, Rote Bete und Gemüse

**Zutaten für 2 Personen:**

| | |
|---|---|
| 250 g Gemüse (Rote Bete, Karotten, Kohlrabi) | 1 TL Butter |
| Salz | 2 TL Mehl |
| 100 g Pfifferlinge | 2 EL Sahne |
| 100 g kleine Champignons | 150 ml Gemüsebrühe |
| ½ TL gemahlener Kümmel | Pfeffer aus der Mühle |
| 1 Zwiebel | frisch geriebene Muskatnuss |
| 1 Kräuterbund (Majoran, Dill, Petersilie) | 300 g Fettuccine (Frischteignudeln) |

**Zubereitung:**

1. Rote Bete, Karotten und Kohlrabi waschen, schälen und zuerst in lange dünne Scheiben, dann in etwa 5 mm breite Streifen schneiden. Die Gemüsestreifen in Salzwasser bissfest blanchieren, in ein Sieb abschütten und abtropfen lassen.

2. Die Pilze verlesen und in Salzwasser mit etwas gemahle-

nem Kümmel etwa 5 Minuten kochen. Kalt abschrecken und abtropfen lassen. Die Zwiebel abziehen und in feine Würfel schneiden. Die Kräuter abbrausen, trocken schütteln und fein hacken.

3. Einen Teelöffel Butter in einem Topf schmelzen und die Zwiebelwürfel darin ohne Farbe angehen lassen. Das Mehl dazugeben und unter ständigem Rühren die Sahne und die Gemüsebrühe dazugeben. Die Sauce aufkochen lassen und Pilze und Kräuter zufügen. Die Sauce mit Salz, Pfeffer und wenig frisch geriebener Muskatnuss abschmecken.

4. Die Fettuccine nach Packungsanleitung in kochendem Salzwasser erhitzen. Inzwischen in einer Pfanne Butter schmelzen und die Gemüsestreifen darin erwärmen. Die Fettuccine mit einem Schaumlöffel aus dem Wasser schöpfen, abtropfen lassen und zum Gemüse geben.

5. Die Fettuccine mit dem Gemüse vermengen und mit Salz und Pfeffer abschmecken. Aus den Gemüsenudeln 6 Nester drehen, je Teller 3 anrichten und mit der Pilzsauce umgießen.

## Rote-Bete-Kartoffelgulasch

**Zutaten für 4 Personen:**

| | |
|---|---|
| 500 g Kartoffeln | 200 g Sahne |
| Salz | 2 EL Tomatenmark |
| 2 rote Paprikaschoten | 1 TL Kümmel, gemahlen |
| 2 gelbe Paprikaschoten | 2 TL Majoran |
| 2 Zwiebeln | Pfeffer aus der Mühle |
| 1 Knoblauchzehe | frisch geriebene Muskatnuss |
| 1 EL Sonnenblumenöl | 4 Tomaten |
| 100 g Champignons | 2 EL gehackte Petersilie |
| 250 g gekochte Rote Bete | |
| 800 ml Gemüsebrühe | |

**Zubereitung:**

1. Die Kartoffeln schälen, in gleichmäßige, große Würfel schneiden und in Salzwasser garen. Die Paprikaschoten waschen, putzen und anschließend in derselben Größe wie die Kartoffeln würfeln. Die Zwiebeln und den Knoblauch abziehen, klein würfeln und in einem Topf mit Sonnenblumenöl kurz anbraten. Danach leicht schmoren lassen.

2. Die Champignons putzen und in dünne Scheiben schneiden. Anschließend in den Topf geben und kurz anbraten. Die Rote Bete in Stücke schneiden und mit den Paprikawürfeln hinzugeben. Mit Gemüsebrühe und Sahne aufgießen.

3. Das Tomatenmark unter Rühren und bei geringer Hitzezufuhr köcheln lassen. Mit Kümmel, Majoran, Salz, Pfeffer und gemahlener Muskatnuss würzen. Die Kartoffelwürfel hinzugeben. Die Tomaten waschen, vierteln, im Mixer pürieren und zum Kartoffelgulasch geben.

4. Das Kartoffelgulasch leicht köcheln lassen, bis es schön sämig ist, dann mit Salz und Pfeffer aus der Mühle würzig abschmecken und abrichten. Zum Schluss mit frisch gehackter Petersilie bestreuen.

## Vollkornspaghetti mit Rote-Bete-Gemüseragout

**Zutaten für 2 Personen:**

| | |
|---|---|
| 2 Karotten | 300 ml Gemüsebrühe |
| 2 gekochte Rote Beten | Salz |
| 50 g Zuckerschoten | Pfeffer aus der Mühle |
| 100 g kleine Champignons | 160 g Vollkornspaghetti |
| 1 rote Paprikaschote | (Trockengewicht) |
| 1 Zwiebel | Frische Rauke (Rucola) zum |
| 1 EL Rapsöl | Garnieren |
| ½ TL Kartoffelmehl | |

**Zubereitung:**

1. Karotten schälen, halbieren und in Scheiben schneiden. Die Rote Bete kalt abbrausen, abtrocknen und in Würfel schneiden. Zuckerschoten waschen, die Enden abschneiden und halbieren. Champignons mit Küchenkrepp abreiben und vierteln.

2. Die Paprikaschote putzen, waschen und in kleine Streifen schneiden. Die Zwiebel abziehen und klein würfeln. Rapsöl in einer Pfanne erhitzen und das Gemüse darin angehen lassen. Mit Kartoffelmehl leicht bestäuben und mit Gemüsebrühe aufgießen.

3. Das Gemüse in etwa 10 Minuten bissfest garen und mit Salz und Pfeffer aus der Mühle abschmecken. Inzwischen die Vollkornspaghetti in kochendem Salzwasser nach Packungsanweisung etwa 6 bis 8 Minuten kochen.

4. Die gegarten Spaghetti in ein Sieb abschütten, abtropfen lassen und zum Gemüse geben. Das Gericht mit Salz und Pfeffer abschmecken, anrichten und mit frischer Rauke garnieren.

## Gebratene Meeresfrüchte mit Rote-Bete-Herbstgemüse

**Zutaten für 2 Personen:**

| | |
|---|---|
| 1 rote Paprikaschote | 100 g Sellerie |
| 1 grüne Paprikaschote | 100 g Brokkoli |
| 1 Zwiebel | 500 ml Gemüsebrühe |
| 1 TL Keimöl | 1 EL Olivenöl |
| 80 g Reis-Mischung | 250 g Frutti di Mare (Scampi, |
| (Naturreis, Wildreis, | Tintenfisch, Garnelen, |
| Roter Naturreis) | Muscheln) |
| Salz | Pfeffer aus der Mühle |
| 1 Rote Bete | 1 Knoblauchzehe |
| 1 Karotte | 1 TL Butter |

**Zubereitung:**

1. Die Paprikaschoten putzen, entkernen, waschen und in kleine Würfel schneiden. Die Zwiebel abziehen und in kleine Würfel schneiden. In einem Topf wenig Keimöl erhitzen und die Zwiebelwürfel darin glasig dünsten. Paprikaschoten und die Reismischung zufügen, durchrühren und mit 400 ml Wasser auffüllen. Salzen und etwa 20 Minuten kochen lassen. Dabei ab und zu umrühren.

2. Rote Bete, Karotten und Sellerie waschen, schälen und in kleine Würfel schneiden. Brokkoli putzen, in kleine Röschen teilen und waschen. Gemüsebrühe erhitzen und das Wurzelgemüse darin 5 Minuten kochen, dann den Brokkoli hinzufügen und weich garen.

3. Inzwischen das Olivenöl in einer Pfanne erhitzen. Die Meeresfrüchte kalt abbrausen, trocken tupfen und in das heiße Olivenöl geben. Mit Salz und Pfeffer aus der Mühle würzen. Die Knoblauchzehe abziehen und durch eine Knoblauchpresse dazudrücken.

4. Die Meeresfrüchte knusprig bei mittlerer Hitze braten. Das Gemüse abschütten, wenig Butter dazugeben und durchschwenken. Den Reis abschütten, mit dem Gemüse auf Tellern anrichten und die gebratenen Meeresfrüchte dazu anrichten.

## Rote Bete mit Reisfüllung

**Zutaten für 2 Personen:**

| | |
|---|---|
| 100 g Langkornreis | 2 TL Olivenöl |
| Salz | 2 Champignons |
| 4 Rote Beten | 1 Knoblauchzehe |
| 2 Tomaten | 200 ml Gemüsebrühe |
| 1 Zwiebel | 2 EL geriebener Parmesan |
| 1 kleine Zucchini | Pfeffer aus der Mühle |
| 1 gelbe Paprikaschote | 200 g Tomatenpüree |

**Zubereitung:**

1. Den Langkornreis nach Packungsanweisung in Salzwasser bissfest garen. Abschütten, kalt abbrausen und in einem Sieb abtropfen lassen. Die Roten Beten waschen, schälen, oben etwa 1 Zentimeter abschneiden und mit einem Teelöffel das Fruchtfleisch heraustrennen, sodass ein etwa 1 Zentimeter starker Rand übrig bleibt.

2. Die ausgehöhlten Roten Beten anschließend in kochendem Salzwasser 5 Minuten blanchieren, herausnehmen, kalt abschrecken und abtropfen lassen. Die Tomaten brühen, abziehen, entkernen und das Fruchtfleisch in Würfel schneiden.

3. Die Zwiebel abziehen und fein würfeln. Zucchini waschen, putzen und in kleine Würfel schneiden. Die Paprikaschote putzen, entkernen, waschen und würfeln. Für die Füllung 1 Teelöffel vom Olivenöl in einer Pfanne erhitzen und die Zucchini, Paprikaschoten und Zwiebelwürfel darin anschwitzen.

4. Die Champignons abreiben, klein würfeln und mit der zerdrückten Knoblauchzehe dazugeben. Den Reis dazugeben und mit der Gemüsebrühe auffüllen. Parmesankäse zufügen, gut durchrühren und mit Salz und Pfeffer aus der Mühle kräftig abschmecken.

5. Die Roten Beten mit der Reismischung füllen, in eine Auflaufform setzen und im vorgeheiztem Backofen etwa 15 Minuten backen. Inzwischen für die Sauce das restliche Olivenöl erhitzen, Tomatenwürfel zufügen und anschwitzen.

6. Das Tomatenpüree dazugeben, durchkochen und mit Salz und Pfeffer abschmecken. Die Sauce auf Teller verteilen und die gefüllten Roten Beten darauf setzen.

# Rote-Bete-Gemüse-Gratin mit Kürbiskernen

**Zutaten für 2 Personen:**

| | |
|---|---|
| 1 Zwiebel | 4 Eier |
| 2 Rote Beten | 50 g Sauerrahm |
| 2 Karotten | 100 ml Milch |
| 200 g Lauch (Porree) | Salz |
| 300 g Kartoffeln | Pfeffer aus der Mühle |
| 2 TL Butter | 1 EL Schnittlauchröllchen |
| 10 g grüne Kürbiskerne | 40 g geriebener Emmentaler |

**Zubereitung:**

1. Die Zwiebel abziehen und in kleine Würfel schneiden. Rote Bete und Karotten schälen und in dünne Scheiben schneiden. Den Lauch waschen und in Scheiben schneiden. Die Paprikaschoten putzen, waschen und in Würfel schneiden.

2. Die Kartoffeln schälen, waschen und in dünne Scheiben schneiden. Einen Teelöffel von der Butter in einer Pfanne schmelzen und das Gemüse dazugeben. Die Kürbiskerne und die Kartoffelscheiben zufügen, untermengen und anschwitzen.

3. Die Eier mit dem Sauerrahm und der Milch in einer Schüssel mit einem Schneebesen verrühren. Die Schnittlauchröllchen dazugeben und mit Salz und Pfeffer aus der Mühle kräftig würzen.

4. Eine Auflaufform ausbuttern und die vorbereitete Kartoffel-Gemüsemischung einfüllen. Anschließend mit der Eiermasse übergießen und mit dem geriebenen Käse bestreuen. Den Auflauf im vorgeheizten Backofen bei 180 °C (Umluft: 160 °C, Gas: Stufe 2) etwa 20 bis 25 Minuten garen. Den Backofen ausschalten und den Auflauf noch einige Minuten darin stehen lassen. Anschließend auf zwei Teller verteilen.

# Hühnerfrikassee mit Roter Bete und Kokos

**Zutaten für 4 Personen:**

| | |
|---|---|
| 4 Karotten | 200 g Shiitake-Pilze |
| 1 Zwiebel | 200 g gekochte Rote Bete |
| 1 Stück frischer Ingwerwurzel | 2 EL Butter |
| (etwa 2 cm) | 3 EL Mehl |
| 1 Sternanis | 200 ml Kokosmilch |
| Salz | Saft von 1 Limette |
| 500 g Hähnchenbrust | Pfeffer aus der Mühle |
| 1 rote Chilischote | |

**Zubereitung:**

1. Die Karotten waschen, schälen und in Scheiben schneiden. Die Zwiebel und den Ingwer schälen und mit gut 1 Liter Wasser, Sternanis und Salz in einen großen Topf geben und aufkochen lassen. Die Hähnchenbrust würfeln und mit den Karotten in der Brühe garen. Die Brühe durch ein Sieb gießen und auffangen, 300 ml abmessen.

2. Die Chilischote waschen, der Länge nach halbieren, die Kerne entfernen und in sehr feine Scheiben schneiden. Die Pilze putzen und je nach Größe halbieren oder vierteln. Die Rote Bete in Streifen schneiden.

3. Die Butter in einem Topf zerlassen. Mehl hineinstäuben und unter Rühren hellgelb anschwitzen. Nach und nach die Kokosmilch und die Hühnerbrühe dazugießen, dabei kräftig rühren. Unter weiterem Rühren etwa 5 Minuten bei geringer Hitze kochen lassen.

4. Karotten, Pilze, Rote Bete und Hühnerfleisch dazugeben und 5 Minuten kochen lassen. Dann das Frikassee mit Limettensaft, Salz und Pfeffer abschmecken und anrichten.

## Rote-Bete-Flan

**Zutaten für 4 Personen:**

| | |
|---|---|
| 500 g gekochte Rote Bete | 4 EL Sahne |
| 2 Schalotten | 1 EL geriebene Zitronen- |
| 3 EL Butter | schale |
| 2 Eier | Salz |
| 1 Eigelb | Pfeffer aus der Mühle |

**Zubereitung:**

1. Die Rote Bete abtrocknen und in Stücke schneiden. Die Schalotten schälen und klein würfeln. Die Butter in einer Pfanne erhitzen und die Rote Bete mit den Schalotten darin andünsten.

2. Die Rote Bete und Schalotten abkühlen lassen, in einen Mixbecher geben und pürieren. Den Backofen auf 170 °C (Umluft: 150 °C, Gas: Stufe 1–2) vorheizen. Vier feuerfeste Förmchen (je etwa 180 ml Inhalt) mit der übrigen Butter ausstreichen.

3. Rote Bete mit Eiern, Eigelb, Sahne und Zitronenschale mischen. Mit Salz und Pfeffer aus der Mühle abschmecken. Die Mischung in die Förmchen füllen und diese in eine ofenfeste Form stellen.

4. So viel Wasser in die Form gießen, dass die Förmchen etwa zur Hälfte darin stehen. Die Rote-Bete-Flans im Backofen auf der mittleren Schiene etwa 30 Minuten backen.

5. Dann die Förmchen aus dem Wasser heben und die Flans lauwarm abkühlen lassen. Die Flans mit einem Messer vom Rand der Form lösen und vorsichtig auf Teller stürzen.

# Rote-Bete-Frühlingsröllchen
# mit Tomatendip

## Zutaten für 4 Personen:

| | |
|---|---|
| 1 Zwiebel | Salz |
| 1 Karotte | 12 Blätter Frühlingsrollen- |
| 80 g Champignons | teig (nach Anweisung vor- |
| 1 gekochte Rote Bete | bereitet) |
| 200 g Geflügelbrust | 1 Eigelb zum Bestreichen |
| 1 EL Sesamöl | Pflanzenöl zum Frittieren |
| 1 EL Kartoffelmehl | 1 Tomate |
| 5 EL Sojasauce | 200 g Crème fraîche |
| 1 TL Balsamicoessig | 4 Stängel Basilikum |
| Zucker | |

## Zubereitung:

1. Die Zwiebel abziehen, die Karotte schälen und die Champignons putzen. Rote Bete kalt abwaschen und abtrocknen. Zwiebel, Karotte, Champignons und Rote Bete in dünne Streifen schneiden.

2. Die Geflügelbrust kalt abbrausen, trocken tupfen, ebenfalls in dünne Streifen schneiden und mit dem Gemüse in einer Pfanne mit heißem Sesamöl anbraten. Das Kartoffelmehl mit der Sojasauce, dem Essig, Zucker und Salz verrühren und dazugeben.

3. Die Teigblätter flach auslegen, die Ränder mit Eigelb bestreichen, Füllung darauf verteilen, einrollen und in heißem Öl knusprig frittieren. Für den Dip die Tomate häuten, entkernen und das Fruchtfleisch klein würfeln.

4. Das Basilikum klein schneiden und mit den Tomaten unter die Crème fraîche rühren. Den Dip mit Salz und Pfeffer aus der Mühle würzig abschmecken. Die Frühlingsröllchen anrichten und mit dem Dip servieren.

## Rote-Bete-Gnocchi mit Champignons

**Zutaten für 4 Personen:**

| | |
|---|---|
| 400 g Kartoffeln | 50 g Hartkäse, gerieben |
| Salz | Pfeffer aus der Mühle |
| 50 g gekochte Rote Bete | frisch geriebene Muskatnuss |
| 80 g Hartweizengrieß | 4 getrocknete Tomaten |
| 4 EL Mehl | 200 g kleine Champignons |
| 2 Eigelb | 2 EL Butter |

**Zubereitung:**

1. Die Kartoffeln mit der Schale in Salzwasser kochen. Die Rote Bete abtrocknen und in einem Mixbecher fein pürieren. Die gegarten Kartoffeln abgießen, heiß pellen und ausdampfen lassen.

2. Die Kartoffeln durch eine Kartoffelpresse in eine Schüssel drücken und mit Grieß, Mehl, Eigelb, geriebenem Käse und dem Rote-Bete-Mus zu einem festen Teig verarbeiten. Bei Bedarf etwas Mehl zugeben. Mit Salz, Pfeffer und Muskatnuss würzen.

3. Zügig den Teig zu Rollen formen, in 2 Zentimeter lange Stücke schneiden, mit einer bemehlten Gabel flach drücken und in leicht kochendem Salzwasser 10 Minuten ziehen lassen. Herausnehmen und gut abtropfen lassen.

4. Die getrockneten Tomaten in Streifen schneiden. Champignons putzen, vierteln und mit den Tomaten in Butter anbraten. Die Gnocchi dazugeben und mit erhitzen, dann anrichten.

# Pilz-Ravioli auf geschmorter Rote Bete

**Zutaten für 4 Personen:**

| | |
|---|---|
| 3 Eier | 2 Schalotten |
| 1 Eigelb | Pfeffer aus der Mühle |
| 200 g Mehl und Mehl zum Arbeiten | 2 EL Butter |
| | 1 TL Zucker |
| 3 EL Sonnenblumenöl | 200 ml Gemüsebrühe |
| Salz | ¼ TL Kümmel |
| 4 Rote Beten | ¼ TL Korianderkörner |
| 200 g Steinchampignons | ¼ TL Fenchelsaat |

**Zubereitung:**

1. Für die Ravioli aus 2 Eiern, dem Mehl, 1 Esslöffel Öl und etwas Salz in einer Schüssel einen zähen Nudelteig kneten. Den Teig zu einer Kugel formen, in Frischhaltefolie wickeln und mindestens 1 Stunde kühl stellen.

2. Die Rote Bete gründlich waschen und in Salzwasser in etwa eine Stunde weich kochen. Inzwischen die Pilze putzen und fein hacken. Die Schalotten abziehen, fein würfeln und mit den Pilzen und 1 Ei vermischen. Mit Salz und Pfeffer kräftig abschmecken.

3. Den Nudelteig ausrollen und Quadrate von 10 x 10 cm ausschneiden. Das Eigelb verquirlen und die Teigränder damit bestreichen. Auf die Teigquadrate je einen Esslöffel von der Pilzfüllung mittig daraufgeben und zu Dreiecken zusammenklappen.

4. Die Rote Bete abschütten, kalt abschrecken, pellen und in Spalten schneiden. Die Butter in einer Pfanne schmelzen, die Rote Bete dazugeben und mit Zucker bestreuen.
Das Ganze leicht karamellisieren lassen.

5. Mit Gemüsebrühe ablöschen, Kümmel, Koriander und Fenchelsaat dazugeben und bei geringer Hitzezufuhr 15 Minuten

schmoren lassen. Die Ravioli etwa 5 Minuten in kochendem Salzwasser garen. Die geschmorte Rote Bete anrichten und die Ravioli darüber verteilen.

## Rote-Bete-Polenta-Bratlinge

**Zutaten für 4 Personen:**

| | |
|---|---|
| 1 Rote Bete | Salz |
| 500 ml Gemüsebrühe | Pfeffer aus der Mühle |
| 1 EL Butter | 2 EL Keimöl zum Braten |
| 2 EL Sonnenblumenkerne | 300 g Pflücksalate |
| 150 g Polentagrieß | 2 EL Weißweinessig |
| 1 Ei | 4 EL Olivenöl |
| 2 EL gehackte Petersilie | Zucker |

**Zubereitung:**

1. Die Rote Bete waschen, schälen, klein würfeln und in der Gemüsebrühe mit Butter und den Sonnenblumenkernen aufkochen. Den Polentagrieß zugeben, unter Rühren aufkochen und gleich in eine Schüssel umfüllen.

2. Das Ganze abkühlen lassen, Ei und gehackte Petersilie unterrühren, salzen, pfeffern, Bratlinge (Frikadellen) formen und beidseitig in Keimöl braten. Die Blattsalate verlesen, in Stücke zupfen, waschen und in einer Salatschleuder trocken schleudern.

3. Inzwischen aus 100 ml Wasser, Essig, Öl, Salz, Pfeffer und Zucker ein pikantes Dressing rühren und die Frühlingssalate damit anmachen. Die Salate auf Teller verteilen und die Bratlinge dazu anrichten.

# Gefüllte Rote-Bete-Nudeln

**Zutaten für 4 Personen:**

| | |
|---|---|
| 2 Eier | 1 cm geschälter Ingwer |
| 1 Eigelb | Pfeffer aus der Mühle |
| 250 g Mehl | 1 TL Koriander, gemahlen |
| 1 EL Öl | 1 Eiweiß |
| Salz | 1 EL Butter |
| 1 gekochte Rote Bete | 1 Bund Blattpetersilie |
| 120 g geriebener Hartkäse | |

**Zubereitung:**

1. Aus Eiern, dem Eigelb, Mehl, Öl und Salz einen festen Nudelteig herstellen. In Frischhaltefolie wickeln und 1 Stunde kalt stellen. Inzwischen die Rote Bete in einem Mixbecher mit dem Käse und dem Ingwer pürieren.

2. Die Rote-Bete-Masse mit Salz, Pfeffer aus der Mühle und gemahlenem Koriander würzig abschmecken. Den Nudelteig auf einer bemehlten Arbeitsfläche dünn ausrollen, Scheiben von etwa 4 Zentimeter Durchmesser ausstechen und die Ränder mit Eiweiß bestreichen.

3. Jeweils zwei Teigscheiben mit einem Teelöffel von der Rote-Bete-Masse füllen, die Ränder festdrücken und etwa 10 Minuten (je nach Dicke des Teiges) in siedendem Salzwasser garen.

4. Die Butter in einer Pfanne erhitzen und die gefüllten Nudeln darin anschwenken. Die Blattpetersilie kalt abbrausen, trocken schütteln, in Streifen schneiden und zugeben. Die gefüllten Nudeln mit Salz und Pfeffer würzen und anrichten.

# Rote-Bete-Risotto mit Lachssaté

**Zutaten für 4 Personen:**

| | |
|---|---|
| 1 Zwiebel | 12 Satéspießchen |
| 1 EL Butter | 2 EL Olivenöl |
| 250 g Risottoreis | 4 EL Sojasauce |
| 600 ml Gemüsebrühe | 1 EL Kartoffelmehl |
| 2 Rote Beten | 2 EL gehackte Kräu- |
| 100 g Comté-Käse, gerieben | ter (Petersilie, Majoran, |
| Salz | Basilikum) |
| Pfeffer aus der Mühle | ½ TL Rosa Beeren |
| 600 g Lachsfilet | ½ TL Paprikapulver |

**Zubereitung:**

1. Für das Risotto die Zwiebel abziehen, klein würfeln und in Butter andünsten. Den Reis dazugeben, glasig werden lassen und dann die Brühe dazugießen. Die Rote Bete waschen, schälen und in kleine Würfel schneiden.

2. Die Rote-Bete-Würfel zufügen und mit dem Reis bei mittlerer Hitzezufuhr etwa 25 bis 30 Minuten garen, dabei ab und zu umrühren und bei Bedarf Wasser zugeben. Zum Schluss den geriebenen Käse unterrühren und das Risotto würzig mit Salz und Pfeffer abschmecken.

3. Inzwischen den Lachs in dünne Scheiben schneiden und auf Satéspießchen stecken. Aus Öl, Sojasauce, Kartoffelmehl, Pfeffer, gehackten Kräutern, Rosa Beeren und Paprika eine Marinade rühren und die Lachsscheiben damit einstreichen. Die Spießchen in einer heißen, beschichteten Pfanne von beiden Seiten braten und mit dem Rote-Bete-Risotto anrichten.

# Rinderröllchen
# mit Rote-Bete-Schmorgemüse

**Zutaten für 4 Personen:**

| | |
|---|---|
| 100 ml Milch | 8 Scheiben Rinderfilet á 60 g |
| 1 EL Butter | 4 Rote Beten |
| 200 g Weißbrot | 2 Petersilienwurzeln |
| 1 Ei | 4 Karotten |
| 2 EL Blattpetersilie, fein | 4 Zwiebeln |
| geschnitten | 1 EL Keimöl |
| Salz | 500 ml Gemüsebrühe |
| Pfeffer aus der Mühle | |

**Zubereitung:**

1. Die Milch mit der Butter erhitzen. Weißbrot in Würfel schneiden und mit der Milch übergießen. Ei und fein geschnittene Blattpetersilie hinzufügen und die Masse mit Salz und Pfeffer würzen.

2. Rote Bete, Petersilienwurzeln und Karotten schälen und in kleine Stücke schneiden. Die Zwiebeln abziehen und in Spalten schneiden. Die Rinderfiletscheiben plattieren (zwischen Frischhaltefolie flach klopfen), salzen, pfeffern, von der Brotfüllung daraufgeben, einrollen und mit Küchengarn binden.

3. Die Röllchen in heißem Öl rundherum anbraten. Das vorbereitete Gemüse zu den Röllchen geben, mit der Gemüsebrühe aufgießen und das Ganze etwa 30 Minuten schmoren lassen. Bei Bedarf etwas Wasser nachgießen.

4. Die Sauce mit Salz und Pfeffer abschmecken und das Gemüse und die Röllchen auf Tellern anrichten. Zum Schluss die Sauce über die Rinderröllchen gießen.

# Rote Bete mit Wokgemüse und Pangasius

**Zutaten für 2 Personen:**

| | |
|---|---|
| 300 g Pangasiusfilet | Salz |
| 2 gekochte Rote Beten | Pfeffer aus der Mühle |
| 2 Karotten | Saft von 1 Limette |
| 80 g Zuckerschoten | 4 EL Sojasauce |
| 80 g Champignons | 1 Messerspitze Sambal Oelek |
| 2 EL Sesamöl | 1 TL Sesam |

**Zubereitung:**

1. Das Pangasiusfilet kalt abbrausen und in Stücke schneiden. Karotten, Zuckerschoten und Champignons putzen und klein schneiden. Rote Bete kalt abbrausen, mit Küchenpapier trocknen und in Spalten schneiden.

2. In einem Wok das Sesamöl erhitzen. Das Pangasiusfilet salzen, pfeffern und darin etwa 3 Minuten rundherum braten, herausnehmen und warm stellen. Karotten, Zuckerschoten und Champignons dazugeben und unter Wenden etwa 10 Minuten braten.

3. Dann die Rote Bete zufügen und mit erhitzen. Den Fisch wieder dazugeben und mit Limettensaft, Sojasauce und Sambal Oelek kräftig würzen. Das Gericht auf Tellern anrichten und mit Sesam bestreuen.

# Rote-Bete-Ragout mit kleinen Kalbsschnitzeln

**Zutaten für 2 Personen:**

| | |
|---|---|
| 4 dünne Kalbsschnitzel à 50 g | 250 g gekochte Rote Bete |
| Salz | 10 schwarze Oliven, ohne Stein |
| Pfeffer aus der Mühle | 1 TL Honig |
| 1 EL Olivenöl | wenig Chilipulver |
| 1 Zwiebel | |

**Zubereitung:**

1. Die Kalbsschnitzel mit Salz und Pfeffer würzen. Das Olivenöl in einer Pfanne erhitzen und die Kalbsschnitzel darin von beiden Seiten anbraten. Anschließend die Schnitzel aus der Pfanne nehmen und im Backofen bei 70 °C warm stellen.

2. Für das Rote-Bete-Ragout die Zwiebeln abziehen, fein würfeln und in der Pfanne, in der bereits die Kalbsschnitzel angebraten wurden, andünsten. Die Rote Bete würfeln und dazugeben.

3. Alles kurz andünsten und weitere 5 Minuten bei geringer Hitzezufuhr köcheln lassen. Die Oliven in feine Ringe schneiden und unterheben. Mit Salz, Honig und Chili würzen.

4. Das Rote-Bete-Ragout mit Salz und Pfeffer aus der Mühle abschmecken und auf zwei Teller verteilen. Jeweils zwei kleine Kalbsschnitzel darauf setzen.

## Cannelloni mit Rote-Bete-Quinoa-Füllung

**Zutaten für 2 Personen:**

| | |
|---|---|
| 60 g Quinoa (Getreideart, gibt es im Bio-Laden) | Pfeffer aus der Mühle |
| | 4 Cannelloni (Nudelröhren) |
| Salz | ohne Vorkochen |
| 2 Tomaten | 1 TL Olivenöl |
| 2 gekochte Rote Beten | 250 ml Gemüsebrühe |
| 1 Kohlrabi | 40 g geriebener Emmentaler |
| 150 g Frischkäse | |

**Zubereitung:**

1. Quinoa heiß abspülen und in 250 ml Salzwasser etwa 15 Minuten kochen, bis das Wasser verdampft ist. Dann vom Herd nehmen, in ein Sieb schütten und kalt abbrausen. Inzwischen Tomaten mit heißem Wasser überbrühen, abziehen, entkernen und das Fruchtfleisch klein schneiden.

2. Die Rote Bete in kleine Würfel schneiden. Den Kohlrabi schälen und ebenfalls klein würfeln. Quinoa, Rote Bete, Kohlrabi und den Frischkäse in eine Schüssel geben und vermengen. Mit Salz und Pfeffer würzen und in die ungekochten Nudelröhren füllen.

3. In einer beschichteten Pfanne wenig Olivenöl erhitzen, die Tomaten darin angehen lassen und mit Gemüsebrühe aufgießen. Mit Salz und Pfeffer würzen und in eine Auflaufform füllen. Die gefüllten Nudelröhren darauf setzen, leicht in die Sauce drücken und mit geriebenem Käse bestreuen.

4. Das Ganze im vorgeheizten Backofen bei 200 °C etwa 30 bis 40 Minuten garen lassen. Die Cannelloni aus dem Backofen nehmen, den Tomatenfond mit Salz und Pfeffer aus der Mühle abschmecken und anrichten.

# Kapitel 12: Desserts und Marmeladen

Süßes aus Roter Bete? Wer nur die sauer eingelegten Scheiben von diesem Gemüse kennt, kann sich wohl kaum vorstellen, dass man daraus auch köstliche Desserts oder leckere Marmeladen zubereiten kann. Unsere Rezepte beweisen das Gegenteil!

## Rote-Bete-Beerengrütze mit Quarkpudding

### Zutaten für 4 Personen:

| | |
|---|---|
| 100 g gekochte Rote Bete | 120 g Zucker |
| 400 g Beeren wie | 1 Zimtstange |
|   Erdbeeren, Himbeeren, | 1 TL Zitronensaft |
|   Heidelbeeren | 1 TL Kartoffelmehl |
| 200 ml Traubensaft | |

### Quarkpudding:

| | |
|---|---|
| 500 ml Milch | 500 g Quark |
| 1 Päckchen Vanillepudding | 4 Zweige Pfefferminze zum |
| 80 g Zucker |   Garnieren |

### Zubereitung:

1. Die Rote Bete in einem Mixbecher pürieren. Die Beeren verlesen, waschen und in ein Sieb zum Abtropfen geben. In einem Kochtopf den Traubensaft mit dem Zucker, Zitronensaft und der Zimtstange aufkochen lassen.

2. In einer Tasse 2 Esslöffel kaltes Wasser mit dem Kartoffelmehl glatt rühren. Mit dem Kartoffelmehl den Fruchtsud leicht abbinden und aufkochen lassen. Die Zimtstange entnehmen und zum Schluss das Rote-Bete-Mus und die Beeren dazugeben. Leicht unterheben, die Beerengrütze vom Herd nehmen und abkühlen lassen.

3. Inzwischen für den Quarkpudding den Vanillepudding mit Zucker nach den Angaben auf der Packung zubereiten. Den fertigen Pudding in eine Schüssel umfüllen und den Quark mit einem Schneebesen flott unterrühren und etwas abkühlen lassen.

4. Zum Schluss die Rote-Bete-Beerengrütze und die Quarkcreme abwechselnd in Gläser schichten und abschließend mit je einem Zweig Pfefferminze garnieren.

## Rote-Bete-Sorbet

**Zutaten für 4 Personen:**

| | |
|---|---|
| 4 Orangen | 200 g gekochte Rote Bete |
| 2 Zitronen | 250 g Zucker |

**Zubereitung:**

1. Die Orangen und die Zitrone auspressen. Die Rote Bete mit dem Orangensaft und dem Zitronensaft in einen Mixbecher geben und fein pürieren.

2. Für den Läuterzucker den Zucker in 350 ml Wasser aufkochen, dabei auflösen und abkühlen lassen. Die Rote-Bete-Mischung mit dem Läuterzucker aufmixen.

3. Die Mischung durch ein Haarsieb passieren und in einer Eismaschine frieren. Alternativ die Sorbetmasse in einem geeigneten Gefäß gut verschlossen in die Tiefkühltruhe stellen, zwischendurch umrühren und etwa 20 Minuten vor dem Servieren aus dem Tiefkühlgerät nehmen.

# Mandel-Pannacotta
## mit Rote-Bete-Erdbeer-Püree

**Zutaten für 4 Portionen:**

200 ml Milch

150 g Sahne

120 g Zucker

80 g geriebene Mandeln

5 Blatt weiße Gelatine

200 g Joghurt

### Rote-Bete-Erdbeerpüree:

80 g gekochte Rote Bete

250 g Erdbeeren

60 g Zucker

2 cl Amaretto

1 EL gehobelte Mandeln
zum Garnieren

**Zubereitung:**

1. Die Milch mit der Sahne und dem Zucker einmal aufkochen lassen. Die Mandeln in die heiße Milch-Sahne-Mischung einrühren und 1 Stunde ziehen lassen. Die Gelatine in kaltem Wasser einweichen.

2. Die Mandelmilch nochmals erhitzen und die Gelatine darin auflösen. Dann durch ein Haarsieb gießen und den Joghurt unterrühren. In 8 kalt ausgespülte Portionsförmchen verteilen und etwa 4 Stunden, am besten über Nacht, im Kühlschrank fest werden lassen.

3. Inzwischen die Rote Bete in kleine Stücke schneiden und mit den geputzten Erdbeeren erwärmen. Den Zucker dazugeben und mit einem Mixstab pürieren. Den Amaretto einrühren und das Rote-Bete-Erdbeerpüree kalt stellen.

4. Den Mandel-Pannacotta auf Dessertteller stürzen und mit den Mandelblättchen bestreuen. Mit dem Rote-Bete-Erdbeerpüree umgießen.

# Rote-Bete-Buttermilch-Muffins
# mit Heidelbeeren

## Zutaten für 12 Muffins:

| | | |
|---|---|---|
| 50 g Rote Bete | 4 EL Rapsöl | 220 g Mehl |
| 120 g Quark | 120 g Zucker | 1 Päckchen Back- |
| 4 EL Buttermilch | 80 g geriebene | pulver |
| 3 Eier | Mandeln | 80 g Heidelbeeren |

## Zubereitung:

1. Die Rote Bete in einem Mixbecher pürieren und mit dem Quark und der Buttermilch in eine Schüssel geben. Die Eier, Rapsöl, Zucker und die geriebenen Mandeln dazugeben und das Ganze gut verrühren.

2. Das Mehl sieben und mit dem Backpulver mischen. Nach und nach dazugeben und unterrühren. Das Ganze zu einem glatten Teig verarbeiten. Die Masse mit zwei feuchten Esslöffeln in 12 Muffinförmchen füllen.

3. Die Heidelbeeren waschen, auf die Muffins verteilen und leicht mit den Fingern in den Teig drücken. Die Muffins im vorgeheizten Backofen bei 200 °C (Umluft: 180 °C, Gas: Stufe 3) etwa 35 Minuten auf der mittleren Schiene backen. Die fertigen Muffins in der Form auskühlen lassen.

# Warmer Schokoladenkuchen
# mit Rote-Bete-Erdbeer-Rhabarber-Ragout

## Zutaten für 4 Personen:

| | | |
|---|---|---|
| 50 g dunkle | 2 cl Kaffeelikör | 50 g Puderzucker |
| Kuvertüre | Vanillemark aus | zum Karamelli- |
| 50 g Butter | ½ Schote | sieren |
| 3 Eier | 50 g Mehl | 100 ml Portwein |
| Salz | 200 g Rhabarber | 200 g Erdbeeren |
| 50 g Puderzucker | 100 g Rote Bete | |

**Zubereitung:**

1. Den Backofen auf 170 °C (Umluft: 150 °C, Gas: Stufe 1–2) vorheizen. Die Kuvertüre und die Butter im Wasserbad schmelzen. Die Eier trennen. Eiweiß mit einer Prise Salz aufschlagen, Eigelb mit dem Puderzucker, Kaffeelikör und Vanillemark schaumig schlagen.

2. Die flüssige Schokolade und Butter unter die Eigelbmasse heben. Zum Schluss das Eiweiß unterheben und die Masse in eine gebutterte und mit Mehl ausgestreute Springform füllen. Den Kuchen im Backofen auf der mittleren Schiebe bei 170 °C (Umluft: 150 °C, Gas: Stufe 1–2) etwa 25 bis 30 Minuten backen.

3. Inzwischen den Rhabarber abziehen und in Stücke schneiden. Die Rote Bete waschen, schälen und in kleine Würfel schneiden. Den Puderzucker in einer beschichteten Pfanne karamellisieren. Rhabarber und Rote Bete dazugeben, kurz durchschwenken, mit Portwein ablöschen und bei geringer Hitzezufuhr 10 Minuten köcheln lassen.

4. Inzwischen die Erdbeeren waschen und vierteln. Rhabarber und Rote Bete in eine Schüssel umfüllen und die Erdbeeren dazugeben. Das Ganze mit Zucker süßen und anrichten. Den Schokoladenkuchen aus dem Backofen nehmen, einige Minuten stehen lassen und noch warm dazu aufschneiden.

## Bete-Quark-Mousse mit Orangensauce

### Zutaten für 4 Personen:

| | |
|---|---|
| 2 Eigelb | 1 Päckchen Vanillezucker |
| 150 g Zucker | 200 g Sahne |
| 4 Blatt Gelatine | 200 ml Orangensaft |
| 100 g gekochte Rote Bete | 1 EL Puderzucker |
| 500 g Magerquark | 1 Orange |
| Schale von 1 ungespritzten | 4 cl Orangenlikör |
| Zitrone | Pfefferminze zum Garnieren |

**Zubereitung:**

1. Die Eigelbe mit dem Zucker in einer Schüssel über Wasserbad schaumig schlagen. Die kalt eingeweichte Gelatine dazugeben und in Eimasse rühren. Die Schüssel vom Wasserbad nehmen.

2. Die Rote Bete im Mixer pürieren und mit dem Quark, Zitronenschale und Vanillezucker unter die Eimasse rühren. Die Schüssel in kaltes Wasser stellen und so lange rühren, bis sich die Masse abgekühlt hat.

3. Die Sahne steif schlagen und unterheben. Die Mousse im Kühlschrank mehrere Stunden, am besten über Nacht erkalten lassen.

4. Für die Orangensauce den Orangensaft mit dem Puderzucker vermengen und in einem Topf erhitzen. Dann etwa um zwei Drittel dicklich einkochen (reduzieren) lassen.

5. Die Orange schälen, weiße Haut entfernen, in Stücke schneiden und in die Orangensauce geben. Das Ganze kurz aufkochen lassen und mit Orangenlikör verfeinern.

6. Das Rote-Bete-Quarkmousse mit einem Löffel portionieren und mit der Orangensauce umgießen. Nach Belieben mit frischer Pfefferminze garnieren.

# Rote-Bete-Rhabarber-Terrine mit Vanillesoße

**Zutaten für 4 Personen:**

| | |
|---|---|
| 50 ml Weißwein | 100 g Zucker |
| 200 ml Orangensaft | ½ Zimtstange |
| 200 g Rhabarber | 6 Blatt Gelatine |
| 100 g gekochte Rote Bete | |

## Für die Vanillesauce:

| | |
|---|---|
| 2 Eigelb | ½ TL Stärkemehl |
| 80 g Zucker | 200 ml Sahne |
| 1 Vanilleschote | |

**Zubereitung:**

1. Den Weißwein mit dem Orangensaft und dem Zucker aufkochen. Rhabarber abziehen, in feine Scheiben schneiden und hinzufügen. Die Rote Bete im Mixer pürieren und ebenfalls dazugeben.

2. Das Ganze mit der Zimtstange etwa 4 Minuten kochen. Von der Herdplatte nehmen. Gelatine nach Packungsanleitung vorbereiten, zugeben und untermengen.

3. Die Mischung in eine mit Frischhaltefolie ausgelegte Form füllen und im Kühlschrank am besten über Nacht auskühlen lassen.

4. Für die Vanillesauce Eigelb mit Zucker und dem Ausgekratztem einer Vanilleschote kalt cremig rühren. Danach das Stärkemehl unterrühren. Die Sahne aufkochen, in die Eigelbmasse einrühren und im Wasserbad mit einem Schneebesen cremig schlagen.

5. Die Terrine aus der Form stürzen, in Scheiben schneiden und mit der Vanillesauce anrichten.

# Rote-Bete-Lebkuchen-Parfait

**Zutaten für 6 Personen:**

| | |
|---|---|
| 2 Eier | 1 TL Lebkuchengewürz |
| 100 g Lebkuchen | 2 cl Rum |
| 50 g gekochte Rote Bete | 20 g Zucker |
| 40 g Puderzucker | 150 g Sahne |
| 1 TL Honig | |

**Zubereitung:**

1. Für das Parfait die Eier trennen und die Lebkuchen in kleine Würfel schneiden. Die Rote Bete in einem Mixbecher pürieren. Die Eigelbe mit dem Puderzucker in einer Rührschüssel mit dem Schneebesen über Wasserbad schaumig aufschlagen.

2. Anschließend die Rührschüssel in kaltes Wasser stellen und solange weiter rühren, bis die Eiermasse abgekühlt ist. Honig, Rote-Bete-Mus, Lebkuchengewürz und Rum unter die aufgeschlagene Masse rühren.

3. Das Eiweiß mit dem Zucker steif schlagen, ebenso die Sahne steif schlagen. Nach und nach Eiweiß, steif geschlagene Sahne und die Lebkuchenwürfel unter die Masse heben.

4. Zum Schluss in eine Form oder einzelne Förmchen füllen und am besten über Nacht, mindestens jedoch 12 Stunden tiefkühlen. Das Rote-Bete-Lebkuchen-Parfait aus den Förmchen stürzen und auf Tellern anrichten.

# Kapitel 13: Spezialitäten

Ganz besondere Leckereien sind die Rezepte aus diesem letzten Kapitel: Knabberei und Snacks aus Roter Bete.

## Rote-Bete-Brot mit Dörrpflaumen

**Zutaten für ein Brot (Kastenform):**

| | |
|---|---|
| 750 g Rote Bete | 1 ½ Päckchen Backpulver |
| 200 g Zucker | 40 g Rosinen |
| 1 EL Rum | 150 g Dörrpflaumen ohne |
| 1 TL Zimtpulver | Kern, klein geschnitten |
| 1 TL Nelkenpulver | 250 g ganze Haselnüsse |
| 500 g Weizenmehl, Type 550 | |

**Zubereitung:**

1. Die Rote Bete schälen, vierteln und in dünne Scheiben schneiden. Mit dem Zucker, dem Rum und Zimt- und Nelkenpulver vermengen und mindestens 5 Stunden, am besten über Nacht stehen lassen.

2. Das Mehl und das Backpulver vermischen und mit den Roten Beten, dem Trockenobst und den Haselnüssen zu einem Teig verkneten. Eine Kastenform ausbuttern und mit Mehl bestäuben.

3. Den Brotteig in die Kastenform füllen und im vorgeheizten Backofen bei 170 °C (Umluft: 150 °C, Gas: Stufe 1–2) eine gute Stunde backen. Dann eine Nadelprobe machen. Wenn das Brot durchgebacken ist, sofort auf ein Gitter stürzen und

abkühlen lassen. Schmeckt frisch mit Butter am besten und passt auch wunderbar zu Rotschmierkäse.

## Tête de Moine auf Roter Bete

**Zutaten für 2 Personen:**

| | |
|---|---|
| 2 vorgekochte Rote Beten | 8 Tête-de-Moine-Rosetten |
| 2 EL Portwein | (fertig gekauft – der Tête |
| 1 TL Erdbeeressig | de Moine ist ein Halbhart- |
| Salz | käse aus dem Berner Jura) |
| Zucker | 2 TL Kürbiskernöl |
| Pfeffer aus der Mühle | |

**Zubereitung:**

1. Die Rote Bete kalt abwaschen und mit Küchenkrepp trocken tupfen. Die Rote Bete in dünne Scheiben schneiden und auf zwei Tellern flach auslegen.

2. Aus Portwein, Erdbeeressig, Salz, Zucker und Pfeffer aus der Mühle ein pikantes Dressing rühren und die Rote Bete damit übergießen. Zum Schluss die Tête-de-Moine-Rosetten darauf anrichten und mit wenig Kürbiskernöl beträufeln.

## Rote-Bete-Partykugeln

**Zutaten für 6 Personen:**

| | |
|---|---|
| 2 gekochte Rote Beten | 60 g Butter |
| 1 Kräuterbund (Petersilie, | 60 g Frischkäse |
| Basilikum, Majoran) | Salz |
| 150 g Bergkäse | Pfeffer aus der Mühle |
| 6 Scheiben Vollkornbrot | ¼ TL Meerrettich (Glas) |

**Zubereitung:**

1. Die Rote Bete klein schneiden und im Mixbecher pürieren. Die Kräuter waschen, trocken schütteln und fein hacken. Den

Bergkäse fein reiben. Das Vollkornbrot fein zerbröckeln und in eine Schüssel geben.

2. Die Butter in einer Schüssel schaumig rühren. Den Bergkäse und die Kräuter dazugeben und unterrühren. Rote Bete und Frischkäse zugeben, kräftig unterrühren und mit Salz, Pfeffer aus der Mühle und wenig Meerrettich pikant abschmecken.

3. Aus der Käsemasse Kugeln formen und in gehacktem Vollkornbrot wälzen. Die Rote-Bete-Partykugeln auf Tellern anrichten.

## Rote-Bete-Sauerkraut-Kartoffel-Kuchen

**Zutaten für 4 Personen:**

| | |
|---|---|
| 2 Zwiebeln | Salz |
| 1 TK Kümmel, gemahlen | Pfeffer aus der Mühle |
| 2 Lorbeerblätter | frisch geriebene Muskatnuss |
| 1 EL Rapsöl | 2 EL gehackte glatte Peter- |
| 250 g Sauerkraut | silie |
| 250 ml Gemüsebrühe | 1 EL Butter für das Back- |
| 2 Rote Beten | blech |
| 800 g Kartoffeln | 150 g geriebener Emmen- |
| 1 Ei | taler |
| 200 g Sauerrahm | |

**Zubereitung:**

1. Für den Belag die Zwiebeln abziehen und in dünne Streifen schneiden und danach mit Kümmel und Lorbeerblatt in Öl glasig dünsten. Das Sauerkraut dazugeben und mit der Gemüsebrühe ablöschen.

2. Die Rote Bete waschen, schälen, grob raspeln oder in Streifen schneiden und dazugeben. Das Ganze etwa 20 Minuten bei geringer Hitzezufuhr köcheln lassen bis die Flüssigkeit weitgehend reduziert ist.

3. Für den Teig die Kartoffeln mit der Schale in Salzwasser kochen oder dämpfen. In ein Sieb abschütten, ausdampfen lassen und pellen. Die Hälfte der Kartoffeln klein stampfen, die andere Hälfte grob reiben.

4. Die Kartoffeln mit dem Ei, Sauerrahm, Salz, Pfeffer aus der Mühle und Muskat vermischen. Dann die gehackte Petersilie dazugeben und die Masse auf ein gebuttertes Backblech streichen. Bei 220 °C in vorgeheiztem Backofen 25 Minuten backen.

5. Den Rote-Bete-Sauerkraut-Belag auf den gebackenen Kartoffelboden geben, mit dem geriebenen Käse bestreuen und nochmals bei 220 °C 15 Minuten goldgelb überkrusten. Den Rote-Bete-Sauerkraut-Kartoffel-Kuchen aus dem Backofen nehmen und in Stücke teilen. Heiß oder kalt servieren.

## Rote-Bete-Chips

**Zutaten für 4 Personen:**

| | |
|---|---|
| 4 Rote Beten | ¼ TL Kümmel, gemahlen |
| Öl zum Frittieren | ¼ TL Koriander, gemahlen |
| 1 EL Salz | Pfeffer aus der Mühle |

**Zubereitung:**

1. Die Rote Bete putzen und schälen. Mit einem Hobel in dünne, etwa 1 Millimeter dicke Scheiben schneiden. Die Scheiben einzeln auf Küchenpapier auslegen und trocknen.

2. In einer Fritteuse oder einem Topf das Fritieröl erhitzen. Die Rote-Bete-Scheiben darin portionsweise je 1 Minute knusprig frittieren. Mit einer Fritierzange herausnehmen und auf Küchenpapier auskühlen und abtropfen lassen.

3. In einer Schüssel das Salz mit gemahlenem Kümmel, Koriander und Pfeffer aus der Mühle mischen. Die Rote-Bete-Chips in eine große Schüssel geben und mit dem gewürzten Salz je nach Geschmack bestreuen.

## Literatur und Quellen

- *Warenkunde Obst & Gemüse – Band 2: Gemüse*, von Günther Liebster, Morion Verlag
- *Chew – Bulle mit Biss!*, von John Layman und Rob Guillory – Band 1–6, Cross Cult Verlag,
- *Chew Volumes*, von John Layman und Rob Guillory – Band 1–8, Image Comics
- *Pan Aroma: Jitterbug Perfume*, Roman von Tom Robbins, rororo TB
- Immerwährender Gartenkalender, von Christina Zacker, Droemer Knaur

## Quellen im Internet

www.naehrwert-kalorien.de
www.naehrwertrechner.de
sortenhandbuch.arche-noah.at/arten/54-rUebe-beta
www.gesundheit.de
www.reformhaus-fachlexikon.de
www.pflanzen-lexikon.com
www.hochdruckliga.de/bluthochdruck-in-zahlen.html
www.qmul.ac.uk/media/news/items/smd/95990.html
www.cancer.gov/
arnold-hilgers-institute.com/tl/antioxidantien-und-
krebs-eine-wissenschaftliche-dokumentation.html
www.aerzteblatt.de/nachrichten/37643/Rote-Beete-
steigert-sportliche-Ausdauer
www.exeter.ac.uk/news/archive/2009/august/
title_37371_en.html